太白山丛书

养生养性

王相东　编著

陕西新华出版传媒集团

太白文艺出版社

图书在版编目（CIP）数据

养生养性 / 王相东编著. -- 西安：太白文艺出版社，2019.7（2020.7重印）

（太白山丛书 / 卢文远，张辉主编）

ISBN 978-7-5513-1603-3

Ⅰ.①养… Ⅱ.①王… Ⅲ.①太白山－养生(中医)－文化 Ⅳ.①R212

中国版本图书馆CIP数据核字(2019)第126630号

养生养性
YANGSHENG YANGXING

作　者	王相东	
责任编辑	白　静　强紫芳　谢　天	
整体设计	淡晓库	
出版发行	陕西新华出版传媒集团 太白文艺出版社	
经　销	新华书店	
印　刷	广东虎彩云印刷有限公司	
开　本	787mm×1092mm 1/16	
字　数	179千字	
印　张	13	
版　次	2019年7月第1版	
印　次	2020年7月第2次印刷	
书　号	ISBN 978-7-5513-1603-3	
定　价	65.00元	

太白山丛书编委会

本书编写成员

编　　著：王相东

编写成员：海瑞奇　闫　颖　王青瑛　谭从娥

　　　　　党慧敏　屈　凯　凯文娟

序 一

张勃兴

继 2012 年 6 月《陕西省志·太白山志》出版后，"太白山丛书"又将出版发行，这是太白山文化研究和太白山文化建设中又一项重要举措与成果。为一座山出一套丛书，算得上是一个首创。

太白山是秦岭的主峰，海拔 3771.2 米，为我国青藏高原以东大陆的第一高峰。秦岭东西横跨甘肃、陕西、河南三省，绵延 1600 千米，是我国南北方地理分界线，长江水系和黄河水系的分水岭。秦岭所具有的地理、气候、土壤、动植物分布等特征在太白山区域最为明显，最具代表性。而太白山作为秦岭最高峰，它又有独具特色的个性。如"太白积雪六月天""一日历四季，十里不同天"的特色景观；"太白山上无闲草"，形成了独特的草医草药传统；以第四纪冰川遗迹为主的高山区原始地形地貌，以及众多的高山湖泊和湿地等。这些一起构成太白山独特的旅游资源和景观，不仅在陕西绝无仅有，即使放在全国、全世界也是十分罕见的。除保存完好的自然综合体和良好的自然生态系统外，太白山所包括的自然历史、自然科学知识及人文历史遗迹更是一部百科全书。迄今为止，人们对太白山的全部认识远不及它的万分之一，太白山的神秘面纱远没有完全揭开。它魅力四射，吸引了越来越多的科学家和人文学者来对它开展研究。

1991 年 6 月 19 日，我陪同时任中共中央政治局常委、中央书记处书记的李瑞环同志视察太白山时，他高兴地说："在我国长江以北，气势如此之大，景色如此之美，科学价值如此之高，离大城市如此之近的自然景观实属罕见。"那时，"森林公园"这一提法在国内还是个新鲜概念，太白山旅游资源的开发利用也是刚刚起步。27年过去了，太白山成为著名AAAAA旅游景区和国际旅游度假区。这20多年中，在加大基础设施和景点建设力度的同时，太白山文化研究也投入相当多的人力、财力，取得了不少重大成果。太白山文化研究会邀请众多省内外热爱关心太白山的各学科专家学者、文化工作者参与到研究活动中来，及时围绕发展建设中的重大决策和重大项目的实施研究咨询活动，为决策者提供智力支持。特别是2008—2012年完成了《陕西省志·太白山志》的编撰出版工作。80多年前，中国国民党元老于右任和陕西省政府主席邵力子登太白山后感叹"华岳有志，太白山无志，不能不说是一种遗憾"，现在，通过太白山文化研究工作者的努力，这历史缺憾已圆满补上，令人欣慰。2014年，太白山旅游区管理委员会安排着手编写"太白山丛书"，这是太白山文化研究中又一项重点工程。这套丛书共12册：综合介绍景观景点的《奇峰秀水》《红河谷》；介绍资源及其价值的《草医草药》《野生动植物》《养生养性》《登山：穿越与探险》；介绍人文、历史、文学、艺术方面的《民俗风情》《名人游踪》《宗教文化考略》《诗词歌赋精选》《小说散文精选》《书画作品精选》。这套丛书将在近几年之内全部出齐，以后会不断拓宽研究领域并挖掘研究深度。

为了进一步加强太白山文化研究工作，在太白山文化研究会的基础上，2015年成立了太白山文化研究院，这是一个专事太白山文化研究的常设机构，它使研究工作有了一个更实在的基础。丛书的编撰工作也纳入研究院的主要工作任务。

这套丛书有三个突出的特点：一是资料的丰富性。在编撰工作中，通过面向社会征集和作者大量阅读、调研、搜集，获得了大量与太白山有关的资料，并在此基础上着手建立太白山资料库。目前已收集有1600万字的文字资料和107700余幅图片资料，太白山资料库初步建设完成。二是汇编的系统性。尽量把从古到今以太白山为题的某方面研究成果资料汇集整理使之系统化，使丛书具有工具书的功能，为以后的研究打下一个好的基础。三是力推"大太白山"概念。太白山文化研究的对象是太白山的整体，而不是局部。在筹备编写《太白山志》时，我就特别强调要有"大太白山"的意识。《太白山志》和"太白山丛书"都很好地贯彻了这个原则。从行政区划上看，太白山涉及眉县、周至县、太白县三县。但丛书资料来源绝不受地域限制，尽量能充分地反映和吸收各县的研究活动和研究成果。研究太白山文化，研究者一定要有大胸怀，不囿于一县一地之见。这一点丛书编撰者做得很好。

　　编撰"太白山丛书"是一项繁重的工作，完成这个艰巨任务，编撰者不仅仅需要有良好的学养，丰富的自然科学、历史知识和写作能力，更要具有发自内心的热爱太白山的激情和敬业奉献精神。丛书作者都是生活在太白山下，渭水之畔，是在太白山山水滋养下成长起来的，这种激情产生的动力是不可替代的。我同意主编在跋中说的，大家是怀着"为父母写"和"写父母"的心去从事编撰工作的。我对他们的辛勤付出表示感谢，对"太白山丛书"的出版表示祝贺！同时祝愿太白山的明天更加美好。

（作者系中共陕西省委原书记）

2018 年 10 月

序 二

冯积岐

太白俊秀人为峰。

我从年轻时对天地就有一种很真诚的敬畏感，尤其是面对名山名人，更不敢信口开河随意指点，我五次登太白山，五缄其口，不置一词。当然，每登一次太白山，心灵就受一次洗礼，深刻的感慨，由衷的感叹，发自内心的感慨：秀丽的太白山，险峻的太白山，深沉的太白山，神秘的太白山，狂欢的太白山，谦恭的太白山……说不尽的太白山！好几次想为太白山写一点文字，但都打消了这个念头。一想起王维的《太白山》、李白的《登太白峰》、白居易的《望太白山》、杜甫的《喜达行在所》、贾岛的《送僧归太白山》等等这些诗作，就觉得诗圣诗仙们把太白山悟透了，写透了，我们后辈即使有点小小的感触，也是很轻浮的。在我们看来，太白山太博大了，太厚重了，太神奇了，要弄懂它，得有耐心不可。我想，当我登过十次八次以后，和太白山有了共鸣，文字就会如同太白山上清澈流动的泉水自然地流到纸上。

我第六次登上太白山是在几年前的四月天，当时山下的春意已浓得如酽茶一般，田野上绿浪泛着层层涟漪，太白山口，春风随手可摘。我们一行兴致盎然地进了太白山。抬眼望去，太白山绿得层次分明，秩序井然：山底下的绿色厚实而温馨，到半山腰绿就显得比较单薄了些，有点低调，有点拘谨。再过几道弯，绿色就更黯淡了，地上的青草绿中带点黄，树上的叶片只有指甲盖那么大。到了山顶，只见松柏的树冠上顶着白雪，很吃力的样子,雪地里的白桦静静地伫立在蓝天之下,枝丫光秃秃的。放眼望去,山坡上,山沟里,到处覆盖着白雪。这就是太白山!它把冬春两个季节和谐地托在一只手掌上供游人观赏、玩味,它不动声色又出人意料地转换着人的感觉和意识。新雪的气息像燃放的烟花爆竹一样奔放而热烈。看样子,雪是昨晚上或者黎明时分才落下的。我坐在雪地上,心想:不到太白山,不知太白山;到了太白山,难解太白山。这不仅仅是指气候变化异常,我要追问的是:为什么太白山的气候变化如此剧烈?我总觉得,太白老人心中蕴藏着什么,又说不清究竟是什么。

这一次,因为要给"太白山丛书"写序,我静下心来,默默地读了一遍太白山——有关它的起源、历史、典故、传说,我认真地读,以便从文化角度来认识太白山,解读太白山。阅读这套丛书,对我启发很大。丛书从地质奇观、动物植物、奇峰秀水、草医草药、民俗风情、宗教神话、名人游踪等方面打开了太白山的山门,让人们走进去,登上山顶。也可以说,这套丛书是从各个角度、不同侧面观赏太白山的多棱镜,是登上太白山不可或缺的一座桥梁,是翻开太白山这本大书的索引和目录,是太白山这个伟大巨人的翔实传记,是太白山文化形象一幅传神的画像。太白山旅游区管理委员会出版这套丛书是十分有意义且功德无量的事情。这足以证明,这些管理者们有大勇气、大眼光、大气魄、大作为。他们为当下、也为后世留下了弥足珍贵的资料,也使太白山文化这个"软实力"明显提高。

几十年来,太白山的管理者们修山路,架缆车,铺基石,为国内外的千万游人打开了登上太白山的通道,使游人能够近距离地触摸太白山,探究它的底蕴,观赏它无尽的风光,也向全国、全世界推介了太白山。这些管理者像太白山一样清醒,一样充满智慧,他们意识到,太白山不只是自然景观,它更是文化景观。自然景观固然使人赏心悦目、流连忘返,然而它毕竟会使人产生审美疲劳,而文化景观则是精神食粮中的佳品,是百吃不厌的美味佳肴,味厚、耐嚼、养人。"太白山丛书"展示的正是丰富多彩的文化景观,提供给游人的是文化大餐,游人在观赏优美的自然景观的同时,品尝着意味深长的文化景观,他们的感官和精神同时沐浴在温馨、温暖的阳光中。

太白山旅游区管理委员会策划、出版的这套丛书是打开太白山文化宝库的一把金钥匙。文化是软实力，文化是心脏，文化是精神的动力。管理者们把这一道文化大餐做得色、香、味俱全，给太白山的文化动脉注入了新鲜的血液，太白山的旅游事业将如彩虹一般五彩缤纷、灿烂无比，必将跨上飞奔的骏马，驰上快速干道。

太白俊秀人为峰。

山高绝顶，太白山固然高大、俊美，可是，世上最伟大的还是人，太白山再高，只要人站在山顶，人就是最高峰，这是很简单的道理。关键在于敢不敢站上去，能不能站上去。太白山旅游区管理委员会和太白山国家森林公园的管理者们因为站在了太白山的最高处，他们才眼界开阔，看得清，看得远，才有大思维、大手笔、大动作，才有了这套丛书的问世。因为他们是敢于攀登者，对于他们来说，就没有实现不了目标。

太白俊秀人为峰。

高峰是山，更是人，是太白山人，是所有奋斗中的人。

是为序。

（作者系陕西省作家协会原副主席，专业作家）

2018 年 10 月

前　言

　　秦岭是横贯中国中部的东西走向山脉。其南北的温度、气候、地形均呈现差异性变化，所以秦岭又是中国地理上重要的南北分界线。自古以来，秦岭被尊为华夏文明的龙脉，主峰太白山海拔 3771.2 米，位于陕西省宝鸡市眉县境内。由于太白山特有的地貌和气候，从古至今，吸引了众多医、道、儒、佛名人前来，在这里探索生命的奥秘。

　　"养生首要养性"，养性就是通过涵养性情、调理身心，以达到保持健康，延年益寿的目的。古人认为怡养性情为养生之本，《素问·上古天真论》云："恬淡虚无，真气从之，精神内守，病安从来？"孙思邈在《千金要方》中说："性既自善，内外百病皆悉不生，祸乱灾害亦无由作，此养性之大经也。"可见，养性是防病健身，延年益寿的首要条件，是中医养生之道的核心内容。

　　历代先贤曾在太白山参悟养生养性的奥秘。老子西出函谷关，在太白山的楼观台"参天地之道"，提出了"体道养性"的观点；药王孙思邈曾长期隐居太白山，在这里行医采药，研究养生之道。孙思邈崇尚养生并身体力行，他通晓养生之术，年过百岁而视听不衰。他将儒家、道家以及佛家的养生思想与中医学的养生理论相结合，提出的许多切实可行的养生方法，时至今日，还在指导着人们的日常生活；宋代理学宗师之一的张载长期生活在太白山麓，他开创了具有独特思想旨趣和风格的地域性理学——关学，提出了著名的"气本论"，为后世儒家修身养性提供了理论依据。"气本论"思想经过宋、明理学家的不断发展，对中医药学也产生了巨大的影响，尤其是在药性的认识方面，作用非常突出。太白山还是一座宗教名山，山上道观庙宇众多，道教和佛教的养生思想也在这里流传、发展、交融、汇通，最终形成了独特的太白山养生养性文化。

太白山具有丰富的自然养生资源。这里植被丰茂，景色宜人，动植物资源丰富，素有"太白无闲草，遍地都是宝"的盛誉。生长在海拔1500米至3000米区域的"太白七药"最为著名，是当地人民养生保健的宝贵资源；太白山地貌类型丰富，特点各异，是户外运动者的理想之地，是运动养生的圣地，众多户外运动者通过穿越、攀登磨炼意志，强身健体；太白山自然保护区森林覆盖率高达92.6%，葱郁的森林中富含负离子，是进行"森林浴"的最佳场所，近些年来备受人们的青睐；太白山麓还有享誉3200多年的汤峪温泉，该温泉为含氡、硅、氟等的低矿化弱碱性的复合型高温医疗矿泉水，泉水的各相关物理性状指标、化学指标、卫生指标良好，水质优良上乘，是理想的医疗和沐浴矿泉热水。除此之外，这里还有独特的太白茶饮、太白饮食等丰富的养生资源。正是这些众多的养生资源，丰富和充实了太白山养生养性文化的内容。

本书在编写过程中几易其稿，编者们付出了艰辛的劳动。王相东承担本书"中医养性""儒家养性""太白山养性历史名家"及"饮食养生"章节的编写，同时协调整个团队的编写工作；海瑞奇承担"太白山养生养性文化介绍"部分的编写以及本书插图的收集、整理工作；闫颖主要完成了"太白山药物养生"部分的编写；王青瑛负责"宗教与养性"部分的编写；谭从娥和凯文娟完成了"太白山茶饮与养性"部分的编写；党慧敏主要负责"森林浴与养生"部分的编写；"运动养生"部分由屈凯负责编写。诸位编者团结合作，取长补短，历经三载，完成了本书的编写工作。

本书编者在博大的太白山养生养性文化殿堂里，撷取了最具特色的部分呈现给大家，但由于学识有限，资料不足，时间仓促等原因，难免有疏漏之处。且对儒家、道家所论，领悟不深不透，不当之处，敬请批评指正。

编　者

2019 年 3 月

目 录 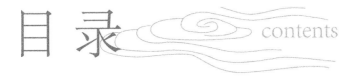 contents

第一章

太白山养生养性文化介绍

第一节　太白山养生养性资源优势

秦岭是我国地理南北分界线，而太白山是秦岭山脉的主峰。这里海拔落差巨大，形成了一山独具五个明显气候带的特点。由于气候多样，地貌独特，从古至今吸引了众多医、道、儒、佛名人前来，在这里探索生命的奥秘。其中一个永恒的课题就是，如何能让生命既有长度又有质量，也就是我们今天所提到的养生养性。

太白山气候多样，众多种属的植物在这里生长繁衍，其中很多植物具有药用价值。太白山自古为道教圣地，据《云岌七签》卷二十七记载，太白山是道教三十六洞天之第十一洞天（德元洞天）所在之地。太白山也是一座佛教禅林，山上的平安寺、仙游寺等均为佛教圣地。医、道、儒、佛在这里不断汇聚，养生养性的理论在这里不断发展，最终形成了太白山独有的养生文化。

太白山位于秦岭山脉的中段，周至县、太白县和眉县的交界处，总面积 56325 公顷，主峰拔仙台海拔 3771.2 米，是中国大陆东半壁的最高山。太白山因其巨大的高山落差，气温随海拔升高而垂直递减，形成了独有的气候特点。由下向上分为暖温带、温带、寒温带、寒带、高山寒带 5 个明显气候带。在海拔 620～3511 米的山地范围内，分布着地球上数千平方米范围内才有的气候带、植物带，形成了包括 3 个植物带、7 个植物亚带、

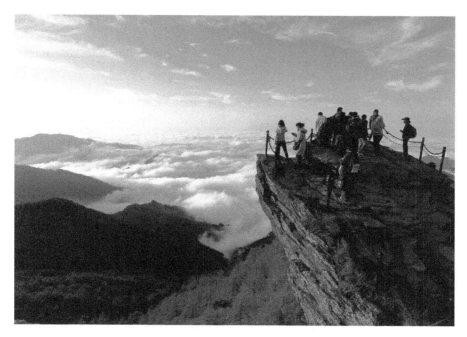

太白山拜仙台

15个植被群系在内的最完整的山地植被垂直带谱，有"亚洲天然植物园"之称。目前山上已知的药用植物达510种，其中不少是质优名贵之品，故有"太白无闲草，遍地都是宝"的盛誉。太白山孕育出这么多植物，其独特的自然条件，对于人类来说也是天然养生胜地。

太白山的养生资源，早在古代就受到人们的青睐。老子西出函谷关，在太白山麓的楼观台"参天地之道"，提出了"体道养性"的观点。唐代名医孙思邈被后世誉为"药王"，曾隐居太白山，在山中行医采药，他是继张仲景之后中国第一个全面系统研究中医药的伟大医药学家，为中医发展做出了巨大贡献。孙思邈崇尚养生，并身体力行，年过百岁而视听不衰。他将儒、道、佛的养生思想与中医学的养生理论相结合，提出的许多切实可行的养生方法，时至今日，还在指导着人们的日常生活。宋代理学宗师之一的张载长期生活在太白山麓，他开创了有着独特思想旨趣和风格的地域性理学——关学，提出了著名的气本论，这为后世儒家修身、养性提供了理论依据。气本论经过宋明理学家的不断发展，对中医药学也产生了巨大的影响，尤其在药性的认识方面。太白山还是一座宗教名山，山上道观庙宇众多，道教和佛教的养生思想在这里流传、发展、交融。综上所述，古代医、道、儒、佛都将太白山当成修身养性的理想宝地。

太白山良好的生态环境，有利于人类的健康。经西安医科大学（现西安交通大学医学部）和太白山国家森林公园管理处测定，太白山空气负离子日平均浓度为 15000 个/立方厘米，最高值为 25000 个/立方厘米，是进行森林浴的"天然氧吧"。太白山脚下的汤峪小镇，自古就是温泉疗养胜地，其天然矿泉水井水温最高达 72℃，水中含有 20 余种对人体有益的矿物成分和微量元素，是优质的医疗矿泉水，对皮肤病、风湿病、心血管疾病、消化系统疾病等有很好的疗效。

厚重的养性文化积淀，丰富的养生资源，良好的自然环境构成了太白山独具魅力的养生养性资源优势。

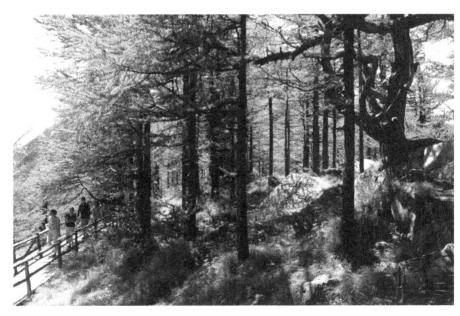

太白山美景

第二节　养生与养性

一、什么是养性

养性是养生学内容之一，是古代一种涵养本性的方法。它主要通过涵养性情、调理身心，以达到保持健康、延年益寿的目的。养性思想的形成可追溯至春秋战国时期，扁鹊、老子、列子、彭祖、葛洪等医、道家们创立和发展了这种思想，经后世不断发展、丰富，形成了一整套养性理论和方法，丰富了我国医学宝库的资料。

二、养性的益处

现代社会的飞速发展，快节奏的工作、生活使人们普遍感到压力巨大。那么，如何缓解、改善这种状况呢？古人早已给出了答案。《老子指归》云："游心于虚静，结志于微妙，委虑于无欲，归计于无为。故能达生延命，与道为久。"这段话的意思就是，如果人的情志、欲望常处在虚静、微妙、无欲、无为之中，就可延年益寿。《千金要方》有云："少思，少念，少欲，少事，少语，少笑，少愁，少乐，少喜，少怒，少好，少恶，行此十二少，养生之都契也。多思则神殆，多念则志散，多欲则志昏，多事则形疲，多语则气乏，多笑则伤脏，多愁则心慑，多乐则意溢，多喜则忘错昏乱，多怒则百脉不定，多好则专迷不治，多恶则憔悴无欢，此十二多不除……丧生之本也。"这段话说明在情志爱好及物质追求上要适可而止，达到中和的状态，才可以延长寿命。如果现代人能少一点浮躁，能在多求妄用的路上放慢脚步，认真体会古人所言，则能调整身心，安神静志，真正做到"全神息虑""恬淡虚无"。把事情看得淡泊一点，尽可能地减少个人私欲，不为身外之物所动，乐观豁达，随遇而安，使自己的思想活动合乎事物正常的发展规律，就不至于为区区小事大动肝火或暗自伤感了。

中医传统养生法主张顺应自然，认为应按万物春生、夏长、秋收、冬藏的规律，"春夏养阳，秋冬养阴"。春夏人体阳气旺盛，要戒怒，少虑，以护肝脾之气；秋冬人体阴气旺盛，宜少悲忧，绝惊恐，以固肺肾之气。养性还包括合理安排生活，即"起居有常，饮食有节"，并用适当的业余爱好来充实精神生活，如集邮、书画、种花、养鱼、弈棋、养鸟以及听音乐等。寄情于各种文娱活动之中，的确有助于消除劳倦，培养情趣，放松心情。所以中医认为"养生以养性为先"，养性是防病健身、延年益寿的首要条件，是中医养生之道的核心内容。

三、养生与养性的关系

养生是提高生活质量、延长生命长度的重要方法，目前受到人们的大力追捧。然而如何去养生，养生首先要做的是什么？很多人面对这个问题时会很茫然。古代医学家大多认为"养生首要养性"。这就是说，若要追求养生之道，走长寿之路，首先要练习养性。所谓养性，就是通过一定方法提高个人的道德修养和精神修养，达到精神安宁、祥和的状态。

中医学家都很重视人的情志与健康之间的关系，认为七情（喜、怒、忧、思、悲、恐、惊）太过与不及，都可能成为妨碍健康的大敌。比如《素问·阴阳应象大论》认为："喜伤心，怒伤肝，思伤脾，忧伤肺，恐伤肾。"《素问·举痛论》亦云："怒则气上，喜则气缓，悲则气消，恐则气下……惊则气乱……思则气结。"

那么如何改善这种妨害健康的状况呢？《素问·上古天真论》认为古人长寿很重要的一条是："外不劳形于事，内无思想之患，以恬愉为务。"如果"不时御神，务快其心，逆于生乐"，就可能"半百而衰"。这就要求人们摒弃私心杂念，少些嗜欲追求，保持神态安宁、心情舒畅。

药王孙思邈云："夫养性者，欲所习以成性，性自为善，不习无不利也。性既自善，内外百病皆悉不生，祸乱灾害亦无由作，此养性之大经也。善养性者，则治未病之病，是其义也。故养性者，不但饵药餐霞，其在兼于百行，百行周备，虽绝药饵，足以遐年。德行不充，纵服玉液金丹，未能延寿。"这段话表明了他的两个观点：其一，提出养生的本质是重在预防，"善养性者，则治未病之病，是其义也"。其二，提出养性的主要目标是"性自为善"。"性既自善"，百病不生，灾祸不来，"此养性之大经也"。这实质上提出了情志对于养生的重要作用。孙思邈认为养生的关键点就是"性善"，这说明了养性对养生活动的重要性。

翻开历代先贤的经典著作，从《黄帝内经》（简称《内经》）到《千金要方》，到后世的《类经》《理虚元鉴》《临证指南医案》等，先贤们谆谆告诫我们后代子孙：养生之道，养神养性为上，养性以守神。《素问·上古天真论》云："恬淡虚无，真气从之，精神内守，病安从来?"嵇康的《养生论》云："精神之于形骸，犹国之有君也。"可见，古人认为怡养性情方为养生之本。

第二章

太白山养生资源

第一节 太白山药物养生

一、太白山药物资源概述

秦岭是我国地理、气候、自然环境的南北天然分界线，素有"生物基因库"之称，堪称植物王国、动物王国、土壤王国和生态王国。优越的地理位置和独特的气候、土壤环境，孕育了丰富的药物资源。太白山是秦岭的主峰，高海拔形成了不同梯度的植被带，植物资源十分丰富，素有"太白无闲草，遍地都是宝"的盛誉。已知种子植物有1550余种，隶属于640属，121科；苔藓植物302种，隶属

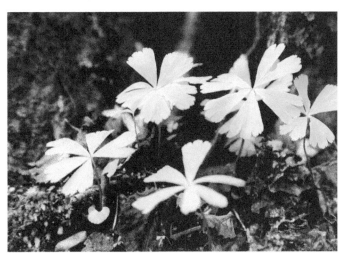

太白山独叶草

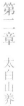

于142属，63科；此外还有大量的蕨类、地衣和菌类植物。药用植物在当地有悠久的使用历史，具有极高的医用价值，丰富的植物资源为太白草药医学的发展提供了良好的保证。太白山是陕西中药材的主产区之一，占全省中药总量的70%。有关资料显示，太白山附子、苍术、秦艽、甘遂、华细辛、天南星、远志、党参等93科306种品质优良的传统中药，被公认为地道药材，其中有国家保护野生药材数种。太白山所产的中药材因其品质优良、疗效独特而闻名遐迩，特别是生长在海拔1500～3000米区域的"七药"和药名前冠以"太白"的药材，最为著名，如盘龙七、红毛七、羊角七、朱砂七、铁牛七等"七药"百余种，太白贝母、太白乌头、太白米、太白茶等"太白药"数十种。

太白山也是珍稀、特有类植物分布中心之一。有世界种子植物单种属37属，少种属（2～5种）60属。中国种子植物特有属23属，特有种100多种，包括许多第三纪古老、孑遗种类，如独叶草、星叶草、连香树、水青树、杜仲等。杜仲为第三纪冰川期残留下来的古生树种，誉为植物"活化石"，全世界只有一种，为我国特有，已被国家列为第四位濒临灭绝的珍稀植物，是国家二类重点保护药用植物。陕西栽植杜仲历史悠久，产量仅次于贵州，居全国第二位。陕西省列入国家第一批重点保护的45种植物中，太白山有23种，占51%；列入国家第二批重点保护的19种植物中，

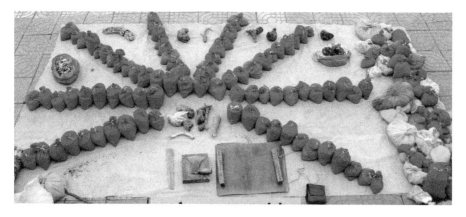

太白草医的"四梁八柱"摆摊方式

太白山有 9 种，占 47%。这一地区分布有如此多的珍稀、特有类植物，在国内非常罕见。

太白山区群众在长期的生产劳动和防病治病过程中，积累了有关药用植物栽培方面的丰富经验，为传统中药保存了一批优良的种资源。太白山地域开阔，土地肥沃，光照充足。上部常年积雪，雨水量充沛，从山底到山顶俨然四季，适合种植淫羊藿、太白参、黄芩、猪苓、五味子、黄精、山药、金银花、苍术、杜仲、芍药、大重楼（灯台七）、山茱萸、远志、秦艽等药材。目前，太白山区依托中药材资源优势，选择太白山品质优良、市场开发前景好的主导品种，已经建立了太白贝母、黄芪、黄精、桔梗、葛根、淫羊藿、秦艽、苍术、山茱萸、大重楼等特色药材试验及种植基地，推广太白山药材，栽培面积较大，产量较高，且质量优良。

二、太白山中医草药文化

（一）太白山草药资源

医家在太白山长期的医疗实践中，善于吸取民间医学经验，充分开发利用了当地药材资源。如今数量众多，应用历史悠久，疗效确切的太白山民间草药，已走进了陕西许多中药店堂，成为陕西省医院中药房和中药店堂不同于其他地方的特色。太白山民间草药特有品种主要有：

1. 太白类。太白五加，民间草医作五加皮用。太白乌头，为秦岭特有种，有大毒，能止痛、祛风湿、活血散瘀。太白黄芪，民间草医代黄芪用，功效有待进一步研究。太白柴胡，为秦岭特有种，民间草医做柴胡用。太白美花草，别名重叶莲，为秦岭特有种，能清热解毒，治小儿肺炎。太白贝母，别名太贝，能润肺、化痰、止咳。太白岩黄芪，能补气固表，敛疮生肌。太白红杉，为秦岭特有种，国家二级保护植物，能平肝熄风、调经活血、安神定志、止血。太白楼子芹，别名太白茴香、药茴香，能温中理气、健脾燥湿、止带。太白蓼，别名大红粉，能收敛、止血、止带，民间草医多用于治疗腹泻、痢疾。太白杜鹃，别名药枇杷，能止咳化痰、健胃、顺气、调经，叶亦作"金背枇杷"入药。太白艾，能祛风镇静、清热解毒。太白鹿角，别名地蓬草，能清热解毒、止血、利尿。太白米，含茄次碱、太白米苷，能利气宽胸、止痛、止咳、健胃，民间多用于治胃痛。太白丽参，别名太白土高丽参，为秦岭特有种，能益气养阴、托毒、止痛。太白黄连，别名土黄连、黄三七，为我国西部地区特有的单种属药用植物，能泻火解毒、清心除烦、健胃。民间以土黄连入药，治口干、目赤、烦躁不安。太白茶，别名雪茶、地茶，含地茶酸，能安神、清热解毒、明目。太白三七，别名甜三七，能祛风湿、强筋骨、活血。

2. 秦岭类。秦岭党参，别名大头党参、紫花党参，补中益气，生津止渴优于党参。秦岭小檗，民间草医以其树皮代黄檗皮用。秦岭柴胡，别名金柴胡，能发表祛风、清肝利胆、清心火、通经，民间将其根作柴胡用。秦岭白蜡树，能清热燥湿、清肝明目、收敛止血。秦岭龙胆，别名茱苓草，为秦岭特有种，含酸性物质黄酮，能调经活血、清热明目、利小便。

3. 其他类。独叶草，为我国特有属，独叶草属仅有一种，能健胃、活络、祛风。桃儿七，别名桃耳七、小叶莲，为国家重点保护药用植物，含鬼臼苦素、鬼臼苦葡萄糖苷、鬼臼毒素等，能祛风湿、止痛、活血解毒。

这些太白山草药的应用和发展，扩展了民间草药的资源和品种，不仅为保障当地人民的健康做出了重要贡献，同时也丰富了我国传统医药文化的宝库。

（二）太白山中医药学理论

太白山中医草药是传统医学的重要组成部分，太白山群众在长期与各种疾病斗争的实践中，积极利用当地丰富的草药资源防治疾病，对疾病的认识和立方遣药有其独特模式，在关于病因、疾病分类、诊断、治疗和预防等方面形成具有浓郁地域特色的中医药理论，即"七因七法"和"四梁八柱"理论。

七因：病因有风、寒、暑、湿、郁、损、衰七种。

七法：治疗方法有散、理、泻、通、收、宣、补七种。

四梁八柱：四梁即君梁，指桃儿七、长春七、金牛七、铁牛七。八柱之臣柱有尸儿七、朱砂七、红毛七、盘龙七、太白三七、竹根七、青蛙

七、追风七、荞麦七、阿儿七、透骨消、见血飞，使柱有螺丝七、黄三七、葫芦七、九牛七、蜈蚣七等。

四梁八柱理论是太白山草药独特的配伍原则，根据四梁八柱的用药规律，可将药物分为表、风、清、利、气、血、涩、补八类。太白山草药理论的起源和发展与"七药"的应用关系密切，太白山以"七"字命名的药用植物有176种，涉及50科102属，有163正种、11变种和2变型，涉及地衣、苔藓、蕨类及种子植物四大类。以蓼科、毛茛科、景天科、百合科、兰科、菊科品种较多，性味以苦辛、寒凉者为主，多有清热解毒、祛瘀消肿及活络止痛等功效，主要分布于阔叶林带、针叶林带和亚高山灌木草甸三大植被谱带，生长于各种生态环境下，在太白山地区分布很广，数量颇丰。太白山草医在组方时都以"七药"作为核心，足见其重要地位和作用，君臣佐使的类比形象而准确地反映了"七药"在处方中的角色和作用，其应用广泛、疗效极佳。

太白山地区丰富的植物资源和历史悠久的中医文化是人民群众在长期医药实践中逐步发现、发展的，具有鲜明的地区性、家传性等特点。其积累了许多功效独特的单验方，特别是治疗风湿病、肝病及肿瘤等疑难杂症的药方，值得进一步研究。太白山中医药理论用于预防和治疗疾病，虽有丰富的临床实践经验积累，疗效独特的草药、处方和医疗技术，但未形成系统的传统医药学理论。

太白山中医药学理论的指导思想、认识方法与中医学天人一体、辨证论治的特点及五脏一体、以象测脏、以外测内等认识方法是相通的。太白草医在诊治疾病中亦运用气血脏腑、四性五味、升降沉浮等理论。通过系统整理和研究，提炼和总结出了一定的理论，这补充发展了中医药学的理论和应用。中医学的发展是经过漫长实践过程才逐渐形成完整的理论体系，早期的药物处方和医疗技术非常原始，仅仅是一方（技）对一病的简单方法，没有理论的指导，大多在民间以口授相传的方式流传。经过大量实践，并被文献记载后，才逐渐上升为理论，进一步指导人们的实践活动。

（三）太白山草药的经济、文化价值

太白山植物资源丰富，不少太白山药用植物同时又是宝贵的经济植

物，与丰富当地人民的生活息息相关。其中有较大开发价值的经济植物1400种，可供食用的淀粉、糖类植物119种，如板栗、榛子、槲栎、辽东栎、栓皮栎的种子，鬼灯檠、玉竹的根茎，山葛、薯芋属植物的块根，百合属植物等。含糖量高的植物有地莓子、桑树、山楂、黑葡萄、猕猴桃、五味子的果实，黄精的根茎等。油脂、芳香植物225种，如黄连木、榛子、播娘蒿的种子，山杏、山桃、核桃、毛榛、野大豆、油松、侧柏、玉兰、三桠乌药、木姜子、野蔷薇、茶花、香附子等。太白山还有300余种药用植物可作为山野菜食用，且分布面积广，种类繁多。如太白楤木根皮具有祛风除湿、活血止痛、利尿消肿之功效，用于治疗跌打损伤、风湿痹痛、肾炎水肿、肝炎及糖尿病等症。其初春萌发的芽苞及嫩芽为优良的山菜，有清火、健胃之功效，可供食用和药用。太白楤木开发利用价值较大，日本已大规模栽培同属植物辽东楤木，作为山区特产吸引旅游者。产于太白山区的太白棱子芹为伞形科棱子芹属植物，能温中、化食、止带，民间主要用于治疗胃寒、腹胀、腹痛、不思饮食及白带等症。其籽既可入药，又能作香料用，故又称为药茴香。茯苓不仅可用于处方中，还是食疗、美容佳品。山芹、水芹、香椿、蕨菜、野百合、猴头菇、黑木耳、香菇等，不仅营养丰富、味道鲜美、风味独特、野趣十足，且没有公害、无污染、有机化程度高，对人体十分有益，是太白山区群众餐桌上的主菜肴之一。

再如山茱萸、山楂、千里光、马齿苋、天门冬、五味子、沙枣、白头翁、败酱草、党参、麦门冬、七叶一枝花、大蓟、沙参、苍耳、金钱草、忍冬藤、板栗、松子、核桃、白果、酸枣仁、蓖麻、夏枯草等是食疗保健佳品，可烹饪各类药膳。太白茶是家喻户晓、妇孺皆知的保健饮品。小香葱、野茴香、太白韭、山胡椒、小根蒜等，既是药材又是香料。山胡椒、毛叶花椒、竹叶药椒、毛竹叶花椒、小香葱、野茴香、荠菜、小根蒜、太白韭、茗葱等，是风味独特的烹饪调味品。香椿、猕猴桃等，既是药材、保健品的原料，又是蔬菜、水果，可产生直接的经济效益，还能美化环境。陕西山楂、秦岭蔷薇、秦岭花楸、条纹醉鱼草、太白五加等树种，既为太白山特有，又有很高的观赏价值。早在唐代，诗人岑参就在《宿太白东溪李老舍弟家弟侄》中写道："中庭井栏上，一架猕猴桃。"可见当时太白山区的人们已用猕猴桃美化环境。目前，太白山地区注重野生观赏树木资源的发掘，引种栽培，因地制宜地增加观赏树木的种类，用富有太白山地域特色的竹子、云杉、油松等绿化环境，用大叶女贞、红叶李、山茱萸、紫薇等树木，栽植成波浪形的林带，还从太白山上挖回树苗栽植在房前屋后、路边渠畔。野生树苗不仅生命力强，而且都是一些山外没有的稀有品种，在保留野趣和原有特色的基础上，提高了环境生态品位和文化内涵。在太白山区，还流传着大量生动的采药故事和传说，展现了太白山无可比拟的草药文化魅力。总之，太白山草药如同太白山优美独特的自然风光、历史悠久的人文景观，丰富了当地人民的物质生活和精神生活，是太白山非物质文化遗产的重要组成部分。

综上所述，在漫长的历史过程中，太白山草药已深深融入太白山区人民的生活。2008年，联合国教科文组织已将中国的中草药文化认定为世界文化遗产项目，太白山草药的源流、发展，与太白山地区的自然环境、植物资源、社会经济、风土人情等有着密切联系，是独特而珍贵的民族文化遗产的重要组成部分，具有广阔的发展前景。因此，对太白草药的历史文化研究，不仅对我国传统中医药文化的传播和应用发展意义重大，对其他学科如植物学、生态学、民族学、人类学等学科发展都有所裨益。

（四）太白山草药的现代研究

现代科技的迅猛发展，使合成药、抗生素等化学药物盛行于世，但它们毒副作用往往较大，寻找一种新药的成功率越来越小，而代价愈来愈大，况且一些疑难杂症，它也无能为力。太白"七药"很少有毒副作用，对治疗某些慢性病更有效，加之药源丰富，具有很强的优越性。如抗癌"七药"，这些药物种类繁多，而且同属同种植物也可能具有相似功效，比如唇形科多年生草本植物香茶菜，民间用它治疗食管癌、贲门癌等。河南医学科学院等单位对其进行了系统研究，证实了它的疗效。太白山地区同属植物有9种，经专家研究，其中太白香茶菜、毛叶香茶菜等6种植物具有明显抗肿瘤作用，是颇有开发利用价值的抗癌药物资源。陕西省中医学会草医药专业委员会的首席专家肖学忠、穆毅、毛水龙三人通过对"七药"深入研究筛选、提炼,将其应用于实际治疗癌症之中,取得了良好的治疗效果。

三、太白山药物养生

中国古人非常重视养生,自然也重视疾病的预防。"治未病"的概念最早出现于《内经》,《素问·四气调神大论》篇中提出:"是故圣人不治已病治未病,不治已乱治未乱,此之谓也。夫病已成而后药之,乱已成而后治之,譬犹渴而穿井,斗而铸锥,不亦晚乎。"生动地指出了"治未病"的重要意义。"治未病"即采取相应的措施,防止疾病的发生发展,其在中医中的主要思想是未病先防和既病防变。

虽然古人认为养性是养生的核心,但也倡导既病防变,所以药物养生也备受重视。中医认为凡具有防衰抗老作用的药物,都具有延年益寿药的功效。运用这类药物来达到延缓衰老、健体强身的目的,即药物养生。《千金要方》中提出"药能恬神养性,以资四气",并记载了不少延寿中药,如服地黄方、乌麻散、琥珀散、熟地膏、孔圣枕中丹等。宋、金、元时期,有关延寿药物的理论有了很大的发展,如著名医学家陈直、邹铉明确指出,老年药物保健,应着眼于培补先、后天之本。观其书中常用之品,如地黄、枸杞、狗脊、胡桃肉、首乌、菟丝子、人参、茯苓、山药、陈皮、木香等,皆为补肾益精、健脾理气之药。这个时期,方剂学有了高度的发展,出现了以《圣济总录》《太平圣惠方》《妇人大全良方》等为代表的许多部著名的医药方剂学著作,收集了许多延寿方药,如"巴乾丸""神仙服鹿角法""二精丸""益寿地仙丸""枸杞子丸"等,为后世抗衰老方药的研究留下了宝贵遗产。明代是延寿药物发展的全盛时期,以赵献可、张景岳为代表的温补学派,主张用温补药物峻补真火;万密斋主张以阴阳平衡、五味既济的中和之法作为老年保健用药制方的原则。尤其是伟大的医药学家李时珍,著成了《本草纲目》这部药物学巨著,在其所记载的 1892 种药物中,具有抗衰老延年作用的药物有 253 种,并选录延寿方剂 89 则。清代统治者热衷于服用长生不老方药，故宫中此类医方甚多，如益寿膏、补益资生丸、菊花延龄膏、百龄丸、松龄太平春酒等。这些医方为研究延缓衰老药物提供了宝贵的资料。

除了太白"七药"之外，秦岭独特的地理环境还孕育了一大批珍贵药材，如丹参、连翘、黄芩、五味子等。据统计仅秦岭地区就有 3210 种药用植物，占全国药用植物的 30%，如丹参、连翘、黄芩、桔梗、五味子、太白茶、金刷把、红石耳、黑石耳、菊三七、太白米、太白贝母等。这些经典药材均为养生保健之佳品。

第二节　太白山茶饮养生

一、茶饮概述

从神农尝百草发现茶开始，茶就被人们广泛应用。茶最初是被人们作为药物使用的，后来才被当作食材、饮料，这个过程历经了数千年。伴随着中医药的发展，茶饮在养生保健方面也逐渐得到广泛的应用，成为人们日常养护身体的重要手段，发展至今，茶更成为一种文化。中国人将茶作为饮品始于西汉，兴盛于隋唐，普及于宋代。

在西汉时，茶作为饮品大多集中在巴蜀一带，这一带当时盛产茶；到两汉时期，巴蜀茶饮之风才顺着长江流域传播到了长江中下游地区。在这个时间段，茶仅是上层社会享用的珍品，除巴蜀地区外，对民间百姓来说，其属于奢侈品。

随着社会的发展、技术的进步，到两晋时期，饮茶在民间逐渐成为一种流行，到唐代中期，茶饮逐渐成为一种文化现象，不再只是局限于待客之礼上，而是广泛流行于人们的日常生活中。此阶段，人们已开始研究将单纯的茶与其他药用原料结合应用，以增强茶饮的医疗保健功能，这是"药茶"的萌芽期，也是"代茶饮"的雏形。

宋秉唐志，宋人开始改变唐人的饮茶方法，将唐人的煮茶法改为点茶法，使饮茶更为简易、更易普及，逐渐，茶进入了老百姓的日常生活中，成为老百姓生活中"柴米油盐酱醋茶"七件事之一。同时，这一时期茶与药配合应用更加普遍，并出现了大量的关于"药茶"的文章和著作。

到了明代，无论在茶叶的加工还是饮茶的方法上，都和前朝有着很大的差异，许多著名的医学著作记载了大量的药茶方，李时珍的《本草纲目》这部世界药学发展史上的巨著中也记载了茶与药合用的研究成果。

到清代，已经基本上确定了我国茶叶的种类，主要有红茶、黑茶、白茶、乌龙茶等，在饮用方法上也用"撮泡法"取代了"点泡法"，此时茶饮的内涵，已不再是单纯的茶叶或以茶叶为主、茶药共用的方式。随着中医药的发展，中药也出现新的饮用方式，借鉴茶饮方式，以中医理论为指导，根据中药属性，辨证施饮，将中药直接泡饮，取名"代茶饮"。这项革命性的举措，将茶饮从人们日常生活必需品的层次提高到医疗与养生保健的地位，将药茶饮直接推到茶饮史上的最高峰。

早在《本草纲目》出现以前，人们在生活和实践中就发现和总结了茶的中药属性：茶，性微寒，味苦、甘，无毒；归入肾、肺、脾、胃、心、肝经；有利水清热、止渴清暑、消食化痰、和胃温中之功效。

从茶叶加工技术的发展历程以及茶叶种类的完善过程来看，从单一茶类到最后定型为六大类茶，茶叶加工技术的发展无不借鉴着中药炮制的理论与技术。

中药通过炮制技术可以改变药物的"四气""五性""升降沉浮""归经"等属性。制茶与制药的加工目的完全一致，都是为了根据需要充分保留有效物质，尽量去除不需要的物质，改变原料本身的一部分性质，以提高服用效果并便于保存等。

从中药学的角度看，茶叶加工与中药炮制从意图到技术都是相吻合的。结合茶的烹、点、泡的饮用方式的发展过程来看，其与中药散剂的煮用方法也一样，特别是茶从药发展成饮料后，尽管在概念和用途上与药物分道扬镳了，但是在加工技术上却没有发生根本的变化，人们无不在借鉴中药炮制方法，来研究和发展茶叶的加工技术，使茶饮更加美味可口。发展到现在，我国六大类茶，每一类茶都有专属的加工工艺，每一类茶的加工工艺在不同的地方又都有一些差别，这都是为满足人们"一方水土养一方人"的需求。

茶的发展历经数千年漫长的岁月，茶的应用也经历了从药发展到茶饮、茶俗、茶道、药茶和代茶饮等过程，茶饮的发展是以其功效为基础的，是人们发现茶对健康的作用的认识不断深化且伴随着中医药的发展而发展的，因此茶饮为呵护人类的健康做出了贡献。

二、茶饮养生

（一）茶饮与情志

养生的主要目的是健康长寿，中医关于健康的概念就是没有病，它认为人得病主要是为"情志"所伤，也就是人们常说的"病由心生"。所谓情志即情绪，情绪伤身往往是通过影响五脏六腑的气机来影响健康，气不顺则伤身，因此中医调理身体大都是从调理气开始。中医认为，情志猛于火。火是什么？从某个角度讲，"火"就是气，气盛则火旺，我们经常形容一个人大发脾气时，会说他正在火头上（气头上）。调情志最重要的是塑造一个好心态，使人体内气达到"气从"的状态，便能做到"病安从来"。

六大类茶因为加工工艺不一样，属性也不一样，比如绿茶、黄茶、白茶、青茶这类不发酵或微发酵茶，性凉、寒胃、上虚火，使气往上走；红茶属于发酵茶，性温、暖胃，气也上行；黑茶性温、暖胃，但是下气；代茶饮则是可以根据需求做不同的配伍，以达到调理气机的目的。因此我们可以根据不同类茶的属性结合自己的情绪状况选择合适的茶饮，能有效调理人们的气，以达到调理情绪的目的。

养生从养心开始，中医养生主张"调心神和性情、节嗜欲、庶事清净"，嵇康《养生论》述："修性以保神，安心以全身。"调理情志有很多方法，《养老亲书》记载："谈义理字、学法帖字、澄心静坐、益友清谈、小酌半醺、浇花种竹、听琴玩鹤、焚香煎茶、登城观山、寓意弈棋……"

可见古人早已将茶道作为修身养性、调理情志的重要手段。

茶道是茶饮的最高境界,其真谛是和、静、怡、真,它结合哲学、伦理、道德,通过品茗来修身养性、陶冶情操、品味人生、参禅悟道。从茶饮中去品味人生的百味,达到精神上的享受和人格上的升华。"独品得神、对品得趣、众品得慧"就是真实写照。

一人独品,可进入一种忘我的奇妙意境,静思品茗,让自己疲惫的身心得到很好的放松;当与人共赏茶事时,又可怡愉身心,抒发情志,从而使全身的气血顺达,阴平阳秘而达到身心和谐、益寿延年的功效。茶道就是千金难买的调理情志的"灵丹妙药"。

(二)茶饮与经络

经络,内联五脏六腑,外络四肢百骸,是气血运行的通道,具有调整机体、抗御外邪的功能。《内经》指出:"通则不痛,痛则不通。"经络不通,气血不能到,脏器功能会受影响,身体就会不舒服,经络对健康非常重要。

茶能入肺、肝、肾、脾、胃、心经,正确选用不同的茶饮,充分利用不同茶饮的属性和作用,通过经络来调理身体,可达到养生的目的。足厥阴肝经简称肝经,属肝,络胆,与肺、胃、肾、脑有联系。如果本经经气不利,则腰痛不可以俯仰;胸胁胀满,小腹疼痛,疝气;巅顶痛,咽干,眩晕;肝主疏泄,肝气郁结,郁而化火则口苦,情志抑郁或易怒。

茶疗中,花茶最具有疏肝理气、养肝血的作用,尤以茉莉花茶和菊花茶为佳;黑茶下气,尤以煮饮最好。《本草纲目拾遗》记载:"松萝茶,消火……茶菊……治诸风头眩,解酒毒疗肿……千杯不醉,用干葛、橄榄、细茶……逢半酣时,以茶服下。"《食物本草》记载:"龙井茶,味苦、甘……主清利头目,舒畅胸脘,退膀胱热郁。"《经验方》记载:"凡患眼疾服羊肝者,忌服松萝茶,以沙苑蒺藜煎汤代茶。"茶入肺经,肺经入属肺脏,该经发生病变,主要表现为胸部满闷,咳嗽,气逆甚至气喘,锁骨上窝痛,心胸烦懑,小便频数,肩背、上肢前边外侧发冷,麻木酸痛等症。肺主一身之气,宣发肃降,肺朝百脉。茶疗中,绿茶、青茶、黄茶、白茶、红茶和黑茶都建议饮用，不发酵或微发酵茶提气，发酵茶顺气，故而可根据需求选用。《本草纲目拾遗》记载："松萝茶，可除痰……雨前茶，止咳。"《经验广集》记载："六安茶，治伤风咳嗽。"《定海县志》记载："肺痛血痢用定海茶。"肺与大肠相表里，《慈惠小编》记载松萝茶主治病后大便不通等。该经发生病变，主要表现为咽干，心痛，口渴，目黄，胸痛和上肢前边内侧发冷、疼痛，手掌热痛等。心气旺盛，则血脉充盈，红茶是最养心的。祛心火可以在清晨喝点绿茶，如信阳毛尖、龙井等，下午喝黑茶，如安化黑茶等。

脾经，属脾，络胃，上膈，挟咽，连舌本，散舌下。脾经失调主要与运化功能失调有关。中医认为脾主运化，为后天之本，主升清，对于维持消化功能及将食物化为气血起着重要的作用。若脾经出现问题，会出现腹胀、便溏、胃脘痛、嗳气、身重无力等。若舌根强痛，下肢内侧肿胀等均显示脾经失调，可以选择绿茶、花茶等；有些人肥胖，有些人干瘦，都与脾有关，可适当选用红茶、黑茶；若嘴唇的颜色淡白不泽，甚至萎黄，这是脾弱，五行失调，营养不良的表现，应多喝黑茶及陈年老茶（属土），可暖胃、健脾、和气；腹胀者可加点陈皮普洱。

胃经，属胃，络脾。主肠胃等消化系统、神经系统、呼吸系统、循环系统病症和咽喉、头面、口、牙、鼻等器官病症，以及本经脉所经过部位之病症。平时应热饮红茶、黑茶，暖胃、行气、助消化。《本草纲目拾遗》记载，普洱茶能治百病，口破喉颡，受热疼痛，用五分噙口即愈；龙脊茶，除瘴解毒，治赤白痢；安化茶，须以水煎，味苦中带甘，食之清神和胃，下膈气、消滞、祛寒瘀等。

肾经，属肾，络膀胱。本经主妇科、前阴、肾、肺、咽喉病症。如月经不调、子宫脱垂、遗精、小便不利、水肿、便秘、泄泻，以及经脉循行部位的病变。饮茶养肾，重在滋阴补阳，补阳当用甘、用润，若在于火当用辛、用热。红茶和黑茶性味甘苦，建议热饮，能行气利水，红茶补肾阳，黑茶滋肾阴。

（三）健康的茶饮方式

1. 喝茶要分季节

一年有四季，各季气候各不相同，喝茶要分季节。我国大部分地区是季风气候，春温、夏热、秋凉、冬寒，四季极为分明，各个季节养生的要求也不同，春生、夏长、秋收、冬藏，人体的阳气与自然界阴阳消长的变化密切相关。

对于人体阳气的保养，要顺应自然变化的规律。根据阳气初生、隆盛、潜藏的不同时间，调节起居，安排食饮，违反这个规律将导致形体的困乏、衰弱。不同种类的茶的属性也不一样，茶饮方面也要与四时相应，这样才能达到更好的养生效果。每个人的身体状况不一样，身体需求也不一样，因此，在茶饮方面应该根据自己的身体状况结合季节因素来选择合适的茶饮内容，这在中医里面属"天人合一"原则。

春饮花茶。春天，阳气生发，万物复苏，但这时的人们经过一个冬天的蛰伏却普遍感到困倦乏力，称之为春困现象。花茶甘凉而兼清香辛散之气，气往上行，有利于促进体内阳气生发，散发积聚在人体内的冬季寒邪，令人神清气爽、心情舒畅，大脑清醒，能缓解春困带来的不良影响。

夏饮白茶、绿茶。夏日炎热，骄阳似火，人的体力消耗很多，精神不振，体内阳气为防止暑邪入侵，主要行使"卫气"的功能。绿茶属未发酵茶，白茶属微发酵茶，性寒，"寒可清热"，最能去火，生津止渴，消食化痰；还有防辐射功能；而且它营养成分较高，有降血脂、防血管硬化等功效。这类茶冲泡后汤色清亮，香气高扬，滋味清爽，夏日常饮，能起到清热解暑的作用，强身益体。

秋饮青茶。秋天是收获的季节，硕果累累，按自然界的规律，动物们在这个季节要积累足够能量，以度过漫长而寒冷的冬季。这个季节秋风萧瑟，万物肃穆，天高云淡，气候干燥，令人口干舌燥，中医称之为"秋燥"，这时宜饮用青茶。青茶，包括乌龙茶、铁观音等，属半发酵茶，其属性介于绿茶、红茶之间，它既有绿茶的清香，又有红茶醇厚的滋味，气往上行，不寒不热，温热适中，有润肤、润喉、清除体内余热，恢复津液阳气，让机体适应自然环境变化的作用。

冬饮红茶、黑茶。冬天是闭藏的季节，大自然天寒地冻，阳气潜藏，地气上行，寒邪袭人，万物蛰伏，中医认为："时届寒冬，万物生机闭藏，人的机体生理活动处于抑制状态。养生之道，贵乎御寒保暖。"红茶性属甘温，气往上行，生热暖腹，可养人体阳气，增强人体的抗寒能力；黑茶属于后发酵茶，兼有多重属性，饮用顺气，消脂刮油，祛酒毒肉毒。冬季寒冷，人们为御寒往往在这个季节多食用高热量食物，这样会使体内之气混乱，适当饮用黑茶，能有效地调理体内之气，同时还能消腻去脂，对高血脂、高血糖有一定的调理效果。因而冬天喝茶以红茶、黑茶为上品。

2. 喝茶要分时间

一天当中分早中晚，一年分春夏秋冬，人体五脏六腑的作息时间与自然同步，《素问·生气通天论》记载："故阳气者，一日而主外，平旦人气生，日中而阳气隆，日西而阳气已虚，气门乃闭。"一天之中，早晨，自然界阳气开始生发，人体阳气从肝生出；中午，自然界阳气最为隆盛，人体阳气在心里长；太阳西下时，自然界阳气渐渐潜藏于里，人体阳气渐渐地往肺里收；晚上，自然界阳气收敛，人体阳气要完全藏进肾里面去，汗孔随之关闭。这是一天中自然界和人体阳气消长盛衰、生长收藏的过程。那么在日常的茶饮活动中我们也应结合自然、人体运行规律实行，比如，上午喝一杯淡淡的绿茶、白茶或者黄茶，芬芳怡人，醒脑清心；午后喝杯红茶或者青茶，解困提神，可提高工作效率；晚上泡上一壶黑茶，消食解腻，静心安神，有助睡眠，等等。

3. 喝茶要分年龄

茶作为一种饮料，原则上每个年龄阶段都可以喝，但是对于小孩来讲，最好是少喝，或者喝点清淡的茶，因为小孩身体处于生长发育阶段，茶叶中的某些物质会影响一些营养物质的吸收，即使是一些有保健调养功能的代茶饮也要注意控制浓度和量；中青年人倒是各种茶都可以适当饮用；老年人建议多喝红茶和黑茶等性温的茶。不发酵或微发酵茶，一般性寒，长期过量饮用容易生湿，特别是脾胃比较虚弱的人。因为寒湿之邪易侵袭人体，损伤阳气。

4. 喝茶的几个注意事项

（1）饮用适量：每天 12 克比较适合。对于普通人来说，一日饮茶 12 克左右，分 3 次至 4 次（黑茶 2 次至 3 次）冲泡是适宜的。吃油腻食物较多、吸烟喝酒量大的人可适当增加茶叶用量。茶饮虽好，过量也会伤身。经常性大量饮用浓茶容易出现很多身体不适状况，比如说，容易造成胃液稀释，降低胃液的浓度，使胃液不能正常消化食物，从而产生消化不良、腹胀、腹痛等症，有的甚至还会引起十二指肠溃疡。另外，当人体大量饮用浓茶后，鞣酸与铁质的结合就会更加活跃，给人体对铁的吸收带来障碍和影响，使人体表现为缺铁性贫血。同时茶叶中的鞣酸还能与食物中的蛋白质结合生成一种块状的不易消化吸收的鞣酸蛋白，会导致便秘。此外，浓茶中的咖啡因，能致使人体心跳加快，从而使血压升高，会加重心脏负担，产生胸闷、心悸等不适症状，加重心力衰竭程度。

（2）女人在以下几个阶段建议不要喝茶：每月生理期来临时；正值怀孕期；刚生产完之后想亲自哺乳的产妇；正值更年期的女性。因为茶叶当中的一些物质可能会影响到处于这些时期女人的健康，甚至影响到婴儿的健康。在这个时间段建议可以根据情况适当选用代茶饮，对健康倒是很有益处。

（3）冷茶、烫茶、浓茶、空腹饮茶，这些都是不好的饮茶方式，饮服了之后，不仅对身体健康没有益处，反而还会给人体的一些脏器带来损害。因此在饮茶时也是应该慎重考虑的，只有做到恰如其分，才能达到健康长寿的效果。

三、太白山茶饮

（一）太白茶

1. 太白茶概述

《陕西中草药》记载，太白茶别名为地茶、雪茶，为地茶科植物雪地茶的地衣体。太白茶分布于陕西太白县以及云南、四川等地，有白、红两种。红色的太白茶往往混杂了梅衣科金丝属中的 4 种地衣（金丝刷、金丝带、金丝绣球、柔金丝）。太白茶通体呈白色或者灰白色，直立，管状，单一或稀少分枝，常聚集成丛，表面光滑，稍扁，高3~7厘米，粗1~2厘米，先端稍弯曲而渐尖，枝体中空，少有短分枝。基部被子器和粉子器侧生，假根状，无粉芽及裂芽。太白茶主要分布于海拔3200~3700米的高寒山地，常散生于垂枝藓群丛中。据《陕西中草药》记载，它的功用有"清热解渴，安神养心，明目。主治心中烦热、虚劳骨蒸、肺炎咳嗽、癫痫狂躁、神经衰弱、目涩、中暑、高血压"。《纲目拾遗》记载："（太白茶）治胃气积痛，疗痢。"《中药形性经验鉴别法》记载："（太白茶）清热，解烦闷。"《四川中药志》记载："（太白茶）清热醒脑。治口干舌燥，眼昏头闷，精神疲倦。"陕西草医认为太白茶具有清热生津、安神养心、明目的功效，主治高热烦渴、咳嗽、头晕目眩、骨蒸、耳鸣、失眠多梦、癫狂、中暑，为安神养心之药，为"八柱"中清心药之首。本品甘、微苦、微辛、寒，归心、肝、心包经。每年春、夏、秋三季采收，除去基部苔藓

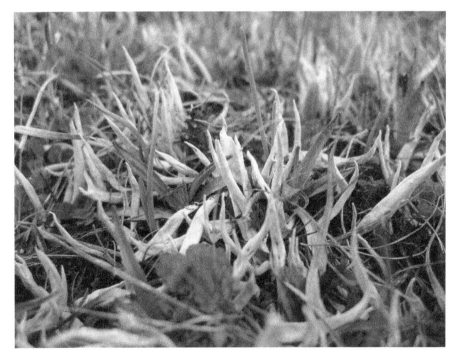

太白茶

状物及杂草，晒干成品。质稍柔软。气微，味微苦似茶。以粗壮、色白、味苦者为佳。常用量9~15克，煎汤内服，也可直接泡茶饮用。

2. 太白茶的民间应用

在太白山区，当地的山民、药农，每当农闲之时，便采摘太白茶晒干收藏，以供药用或作茶饮。太白茶既可单独泡饮，亦可与其他茶叶合泡或干嚼。在陕西眉县一带，太白茶作为草药使用已久，用于治疗头目眩晕、神经衰弱等症。

3. 太白茶的采收及加工处理

太白茶生长在雪线地带，一年中只有2~3个月是其生长繁衍的最佳时期，而且生长十分缓慢。每当冰雪覆盖时，太白茶便处于休眠状态，一旦气温回升，又会继续生长。雪融化后，一般5月至10月可上山采收，收后去杂质，晒干。

4. 太白茶的商品形式

太白茶形似白菊花瓣，洁白如雪，略带暗香。沏上一杯，一会儿，汤色呈琥珀色，微啜一口，醇而可口，味似胖大海，也与夏枯草相似，有一种地衣独特的风味，有清爽感。其形似丝瓜络，相互绕结，色白。开水冲泡，叶体渐渐舒展，颇具观赏性。汤色明亮，口味微苦，稍后即回甘。

5. 太白茶的现代药理学研究

太白茶具有很好的抗炎、解热、抗疲劳作用。通过太白茶提取物对小鼠负重游泳时间、血糖变化、血乳酸变化等进行试验，发现太白茶提取物显著增加了小鼠的游泳时间，对血液和肝脏中各个指标的变化具有良性效果。太白茶提取物有提高小鼠的抗疲劳作用，并在一定浓度范围内呈剂量依赖性，显著改善了小鼠的抗疲劳能力。太白茶素对小肠具有双向作用，取决于当时小肠的机能状态，如果小肠无蠕动波出现，则太白茶素能兴奋Auerhach氏神经丛，增加蠕动波。相反，如果蠕动波过度增加，则太白茶素会抑制Auerhach氏神经丛而使小肠呈松弛状态，使小肠平滑肌解痉。太白茶多糖能显著增加小鼠免疫器官重量，促进小鼠单核巨噬细胞的吞噬功能，提高小鼠血清溶血素的生成，能明显促进Con A诱导的淋巴细胞增殖转化，提高免疫能力。

（二）药王茶

被后世誉为"药王"的唐代著名医学家孙思邈，相传在宝鸡太白山先后隐居 40 多年之久，常采摘一种被称为"茶婆子"的植物叶片泡茶喝，也介绍给山民与草医饮用，后世就把它称为"药王茶"。

药王茶植物学名叫白毛银露梅（华西银蜡梅），是一种药食两用植物，野生于秦岭太白山海拔 3000 米左右的高山草甸区域。白毛银露梅为灌木，高 1~1.5 米。花冠为白色，多单生于顶枝，叶具柄长约 1.5~3 厘米，叶背面有白色长柔毛。产于秦岭太白县海拔 2000~3400 米的高山灌丛中或草地中。目前太白山地区所用药王茶均开白花，由于白毛银露梅目前均为野生，其分布是自然演化的结果，因此太白山所产药王茶原植物应为白毛银露梅，与其他区域的药王茶有区别。鉴于药王茶在太白山孙思邈隐居处分布丰富的特点，人们认为药王就是用该植物制作的药王茶。

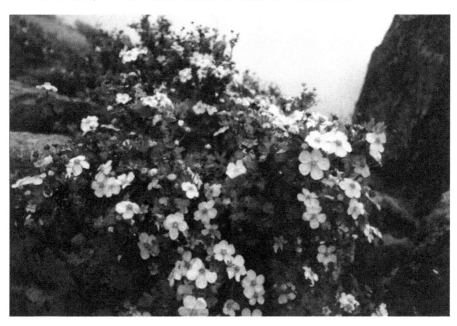

太白山药王茶

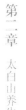

药王茶为卷曲的小叶片，混有小枝。叶片绿色，展平后为椭圆形，长5~10毫米，宽4~6毫米，主脉明显；小枝略带红色，直径1~2毫米；聚合瘦果由宿存花萼5瓣，紧卷成小球状，红棕色，直径3~4毫米；萼片三角形，先端急尖；果柄细长，约2~3厘米，直径1~2毫米，内有多数细小带冠毛的瘦果，如种子样。本品以无杂质、无粗枝、色绿者为佳。使用本品时拣净杂质，置笼上蒸3~4分钟，立即取出，晾干。蒸后叶带红棕色，有鲜亮感。

药王茶能清热、健胃、调经，干品煎服主治暑热眩晕、胃气不和、积食及妇女月经不调等症，现代多用于调理高血脂、高血压、糖尿病、失眠、心烦以及软化血管等。

（三）鹿寿茶

鹿寿茶也叫鹿衔草、鹿蹄草、小秦王草、破血丹、纸背金牛草、大肺筋草、红肺筋草。为鹿蹄草科植物，生长在陕西太白山谷中林下或阴湿

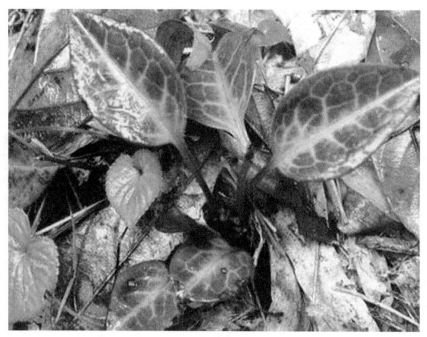

鹿寿茶

处，属多年生常绿草本。

本品根状茎细长而横生、斜生，连同花葶高 20～30 厘米，褐色，每节上有一棕色小鳞片和许多细根。基生叶互生或簇生，有长柄；叶片革质，椭圆形，长 3～4 厘米，宽 2～4 厘米，先端圆或微凹，基部圆，中央微下延，背面及叶柄常带紫红色，全缘或有浅齿。总状花序，花密生；花瓣白色，外面微带粉红色，花有梗，略下垂，花梗基部有针形小苞片。蒴果扁球形，有许多细小种子。花期为 5 月至 6 月，果期为 7 月至 8 月。生于海拔 1000～3000 米的山坡林下。常见于红河谷森林公园、石海周边等地。

其性温味甘、苦，归肝、肾经，能补虚、益肾、祛风除湿、活血调经、补肾强骨、止咳、止血。主治肾虚腰痛、风湿痹痛、筋骨痿软、新久咳嗽、吐血、衄血、崩漏、外伤出血等。内服：煎汤，15～30 克，研末，6～9 克。外用：适量，捣敷或研散，或煎水洗。鹿寿茶在当地是一种名贵中草药，但在茶饮方面还没有真正开发应用。

（四）女儿茶

女儿茶又称小叶对月草、小叶刘寄奴，为藤黄科金丝桃属植物贯叶连翘的全草。

女儿茶是多年生直立草本，高 60～80 厘米，分枝多，小枝细瘦，对生于叶腋，排成二列状。单叶对生，着生较密，无柄抱茎。叶片为针形或条状长椭圆形，长 1～2 厘米，宽 3～9 毫米，全缘，无毛，上面布满透明腺点，边缘散生黑色腺点。夏季开花，聚伞花序生于枝端，花冠黄色，直径约 3 厘米，花瓣 5 瓣；花萼、花瓣、花药均散生黑色腺点；雄蕊较多，子房花柱 3 裂。蒴果棕黄色，具水泡状突起。种子细小，数多。花期为 5 月至 6 月，果期为 7 月至 8 月。

本品主要生于海拔 2500 米以下的山坡林下、草地或路旁。常见于红河谷森林公园药王谷等地。夏秋两季采挖，除去泥土，晒干。生用。

采集来的药品约 30～60 厘米长，常扎成小捆。根圆柱形稍扭曲，根头部有残留的茎基痕，表面紫棕褐色，有细弱的须根，常卷曲；栓皮易脱落，脱落处为浅红棕色；质硬而脆，折断面略平，为浅棕色或淡黄棕色。

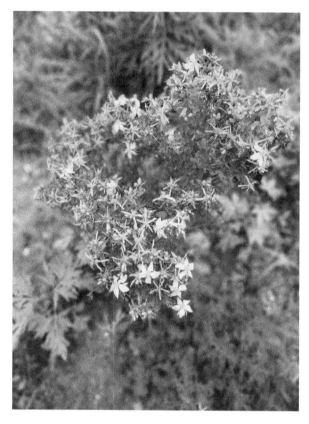
女儿茶

茎圆柱形，上部多分枝，棕褐色或黄绿色，中空。叶对生，易脱落或破碎；完整者呈长椭圆形或针形，全缘，黄绿色，叶面密布透明腺点，叶缘散生黑色腺点；花棕黄色，亦有黑色腺点。气微，味苦涩。以色绿、花叶齐全者为佳。

本品苦、微甘，性平；归心、肺、肝经；具有清热解毒、舒肝利胆、活血止血、调经、通鼻窍之功。主治感冒、鼻塞、目赤肿痛、月经不调、尿路感染、风湿骨痛、咯血、吐血、肠风下血、外伤出血、痈疮肿毒、口鼻生疮、烫烧伤等症。本品为妇科要品，鼻科圣药。

（五）杜仲茶

杜仲又名丝连皮、扯丝皮、丝棉皮、玉丝皮、思仲等，属落叶乔木。杜仲是我国特有稀少树种，经济价值很高，为国家二级珍贵保护树种。杜仲叶面呈椭圆形或卵圆形，表面黄绿色或黄褐色，微有光泽。先端渐尖，基部圆形成广楔形，边缘有锯齿，具短叶柄。质脆，搓之易碎，折断面有少量银白色橡胶丝相连，味微苦。本品主产于云南，陕西，贵州，湖南张家界，湖北神农架地区，河南洛阳等地。一般在杜仲叶初长成、生长最旺盛、花蕾即将开放时，或在花盛开时采收，以做杜仲茶，其中嫩芽杜仲茶品质最高。

杜仲茶能调节血压，恢复血管弹性，保护心脑。杜仲茶 5～15 克，85 度左右开水冲泡，以 500 毫升水为宜，加盖闷泡 5 分钟。保健量：15～25 克/天；治疗量：30 克以上/天。

杜仲茶功效如下：

1. 护肝补肾

《本草纲目》记载："杜仲，能入肝补肾，补中益精气，坚筋骨，强志，治肾虚腰痛，久服，轻身耐老。"杜仲列为中药上品已有 2000 多年的历史。

杜仲雄花中的桃叶珊瑚苷具有明显的护肝活性，能促进肝细胞的再生，能明显抑制乙型肝炎病毒 DNA 的复制，保护肝脏。科学研究证明，杜仲叶与皮的化学成分基本一致，在药理药效方面杜仲叶与皮具有基本同等功效；包含有兴奋垂体、肾上腺皮质系统，持续增强肾上腺皮质功能的作用（分泌类固醇荷尔蒙），改善性功能，对阳痿、遗精及肾气不足有较好效果。

2. 降压降脂

杜仲雄花所含松脂醇双糖苷、桃叶珊瑚苷、绿原酸、多糖等多种活性成分均有降血压、降血脂作用。试验证明有效率达 92% 以上，且降压持久，无任何副作用。

3. 增强免疫

杜仲雄花中富含的多糖类活性物质，可增强机体免疫力，具有双向调节细胞免疫功能，使人体的免疫功能始终处于良好状态。同时参与调节心血管，对维持人体健康十分有利。

4. 通便利尿

治疗便秘有特效。杜仲茶中的桃叶珊瑚苷具有利尿、通便、增强肠道蠕动作用，对便秘有效。由于有机杜仲茶能有效清除体内垃圾，分解胆固醇和固性脂肪，甚至可能有个别敏感型体质刚开始使用会出现微量便稀现象，清除体内部分垃圾及适应后会恢复正常。所以是公认的便秘者的上好饮品。此外，也有利尿功效。

5. 安神助眠

杜仲雄花的天然活性成分有安神、镇静及镇痛作用，长期服用可明显改善睡眠，这对因失眠不宜喝茶的患者尤为适宜。杜仲雄花含有人体必需的胶原蛋白，具有促进肌肉发达强健的功效，其活性成分木脂素类的抗疲劳作用十分明显，对于长期从事室内工作而缺乏运动量的人群有显著效果。

6. 美容养颜

皮肤的老化主要是皮肤下面真皮细胞间的胶原蛋白失去弹性所致，杜仲雄花中含有的天然活性成分，可延缓胶原蛋白的衰老，加速胶原蛋白的新陈代谢，提高胶原蛋白的合成能力，从而防止或推迟皮肤起皱及老化，增加皮肤光泽。同时，长期服用杜仲，可促进血液循环和代谢机能，促进脑细胞的活性化，防止衰老痴呆。

7. 改善肥胖

连续服用杜仲一个月以上，可明显降低人体皮下及内脏周围的中性脂肪含量，起到不运动、不改变饮食生活，可减肥的作用。杜仲能促进胶原蛋白的新陈代谢，并加快其他蛋白的合成，消耗体内能量，从而自然减少积蓄在体内的中性脂肪。从有关资料可知，连续服用杜仲一个月可减重1.5~2.0千克。

（六）绞股蓝茶

绞股蓝又名玉兰藤、五叶胆，为葫芦科绞股蓝属植物绞股蓝的全草或根。本品为多年生草质藤本，长100~150厘米。根状茎细长横走，长50~100厘米，节上生须根。茎细长柔弱，节部疏生细毛，卷须先端2裂或不裂。叶互生，由5片（少量为3片或7片、9片）组成鸟足状复叶，叶柄长2~4厘米；小叶片卵状长圆形或卵形，中间小叶片较大，长4~8厘米，宽2~3厘米，先端圆钝或短尖，基部楔形，边缘具粗锯齿，两侧小叶较小，成对生于同一小柄上。圆锥花序腋生，长9~15厘米，花单性，雌雄异株；花萼细小，5 裂，裂片三角形；花冠黄绿色，5 裂，裂片针形，长 2~3 毫米；雄蕊 5 个，花丝下部合生；子房球形，花柱 3 个，柱头 2 裂。浆果球形，熟时黑色。种子椭圆形，有小疣状凸起。花期在夏季。

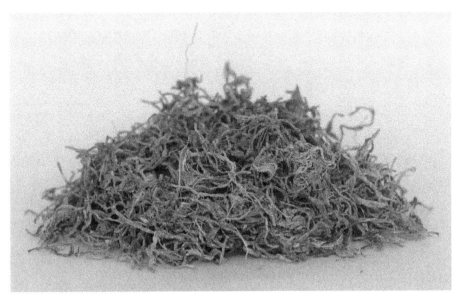

绞股蓝

　　绞股蓝主要生于低山林下或沟旁阴湿处，常见于太白山国家森林公园莲花瀑布周边等地。秋季采挖，除去泥沙，晒干即可。

　　绞股蓝生药通常卷绕扭曲成团。根茎呈圆柱形，长达 1 米左右，直径 3~10 毫米，表面黑褐色，节上有许多须根；外皮可分离，露出木心，木质部常分离成筋条状；质坚韧，不易折断，横断面皮部菲薄，木部由多数黄白色的筋脉点排列成环状，中央具黄白色或浅棕色的髓。茎细长，黄绿色，具纵沟和沟槽，节部有细毛，生有纤细扭曲的卷须。叶互生，具柄，叶片棕绿色至褐色，多皱缩或破碎；完整者展平后呈鸟趾状复叶，有小叶片 5 片，均具短叶柄；叶腋有时可见纤细的果序轴上残留有细小的果柄痕。气微，味极苦。以根茎粗、味极苦者为佳。

　　中医认为本品味苦性寒。归肺、肝、胆经。具有祛痰止咳、清热利湿的功效。主治肺热咳嗽、黄疸、热淋，现多作滋补强壮药，用于神经衰弱、高血脂、白细胞减少症等。取5～6克绞股蓝茶，85度左右开水冲泡，以500毫升水为宜，加盖闷泡5分钟。保健量：3～6克/天；治疗量：9克以上/天；每泡反复冲泡不宜超过3次。注意：切忌洗茶，头泡茶水有效成分更高，每种茶疗产品的每泡营养成分析出率不一样，但总的原则是一泡茶不宜反复冲泡。

绞股蓝的作用与功效：

1. 提高免疫力

绞股蓝能够提高巨噬细胞的吞噬能力。明显增加白细胞数量，同时提高白细胞自身的吞噬能力，促进体内白介素的分泌，增加血清免疫蛋白的产生。

2. 治疗心血管疾病

（1）降血脂。绞股蓝具有显著降低胆固醇、甘油三酯、低密度脂蛋白，增加高密度脂蛋白，保护血管内壁细胞，阻止脂质在血管壁沉积，抗动脉硬化的作用。

（2）降血压。绞股蓝具有明显降低血黏稠度、调整血压的功能，同时能防止微血栓形成并增加心肌细胞对缺氧的耐力，起到保护心肌的作用。

（3）降血糖。绞股蓝具有降血糖和改善糖代谢作用，可以保护肾上腺和胸腺及内分泌器官，维持内分泌系统的正常机能。

3. 神经系统疾病（头痛，失眠，疲劳，健忘）

（1）抗疲劳。医药研究表明，服用绞股蓝后，体力、精力更加充沛，不易疲劳。服用绞股蓝后2～3天，会让人感受到浑身有力，因疲劳引起的腰酸背痛的现象也会逐渐消除。

（2）促睡眠。绞股蓝能调节大脑皮质兴奋和抑制反应的平衡，对中枢神经系统有双向调节作用，具有镇静、催眠、抗紧张、解疲劳、增强记忆力的功效。

4. 防癌抗癌

经药理实践证明，绞股蓝能防止正常细胞癌化，主要通过作用于肿瘤细胞的 DNA 合成过程，防止肿瘤细胞的基因突变。

5. 调节人体生理机能

绞股蓝能保护肾上腺和胸腺及内分泌器官随年龄的增长而不致萎缩，维持内分泌系统的机能，并具有降血糖和改善糖代谢作用。

6. 抵消激素类药物副作用

绞股蓝对地塞米松等激素类药物副作用有抵消作用，对肿瘤所致的免疫功能低下有明显的增强作用，可使糖皮质激素引起的器官萎缩复原并阻止激素对器官的萎缩作用。

（七）金银花茶

太白山有一种攀缘植物，每遇盛夏，便开出成双成对的筒状小花，药农争相采摘，这就是中药里常说的金银花。金银花，又名忍冬、二花、双花，为忍冬科忍冬属植物。因入冬时，枝条上老叶枯落，叶腋下又簇生新叶，凌冬不凋，故名忍冬。金银花初开时花瓣洁白如雪，几天后，花又由白色转为金黄色。所以，又名金花，黄白相映，新旧交替，花色素雅，芳香宜人，故此又叫金银花。又因为一蒂二花，两条花蕊探在外，成双成对，形影不离，状如雄雌相伴，又似鸳鸯对舞，故有鸳鸯藤之称。

金银花为缠绕性半乔半灌植物，一般生于山间灌丛，或路旁塄边。茎蔓中空，多分枝，最长可达 9 米；枝褐色，外皮易剥离，嫩枝有毛；根木质，粗长，黄白色；叶子在枝条上互生，叶片卵形或长卵形，先端尖，长 3～6 厘米，宽 1～3 厘米，叶子基部为圆形，嫩叶两面生有柔毛，春末夏初，叶腋间开出管状花，花对生。夏末时，结出黑色浆果，呈球形，有光泽，内含种子 4～7 粒。

金银花耐寒耐热，有着极强的适应性和生命力，不论山坡薄地，沟旁路边都能生长，既是极好的水土保持树种，又是庭院绿化树种，还可以做绿篱，是美化环境的重要观赏植物。其花是人们消暑防病的保健药品。每值初夏，花形似喇叭，花香沁人心脾，真可谓"一架金银满园香，既可欣赏又可尝，不是桂花胜桂花，更比桂花多风情"。

金银花自古被誉为清热解毒的良药。它性甘寒，气芳香，甘寒清热而不伤胃，芳香透达又可祛邪。金银花既能宣散风热，还能清解血毒，用于治疗各种热性病，如身热、发疹、发斑、热毒疮痛、咽喉肿痛等症，均效果显著。金银花在中国作为药用已有 3000 多年的历史。中国古人不仅知道金银花具有较高的药用价值，而且很早就有将金银花以花代茶，作为饮品而盛行的习惯。据古代著名的《图考》记载，在清代"吴中暑月，以花入茶饮之，茶肆以新贩到金银花为贵"。用金银花入药具有清热解毒、凉血之功效，可治温病发热、咽痛、热毒下痢、小便不利等症。李时珍在《本草纲目》中描述："忍冬，主治寒热水肿，久服轻身，长年益寿。"用金银花的藤、叶蒸馏制得金银花露，可作为一种清凉饮料，炎夏时可预防湒热和痱子，平时代茶饮用，则可利尿，净化血液。用金银花茶泡茶喝，对肠炎、下痢、腹痛、糖尿病等多有疗效。将金银花的叶、茎、皮捣碎，可解食菌毒。金银花熬汤洗外伤患处，可预防化脓等。金银花以这些独特功效被人们称为中药中的青霉素。据化验分析，金银花主要成分是肌醇、木犀草素、环己六醇、忍冬苷等。经药理分析，其花、叶、茎对多种病菌、流行性感冒病毒、皮肤真菌等，均具有较强的杀伤能力，还能减少肠内胆固醇吸收，降低血液中胆固醇含量。

(八) 野菊花茶

本品为菊科菊属植物野菊的头状花序。多年生草本，高 30～80 厘米，全株有毛，具有香气。茎基部常匍匐，上部直立多分枝。叶互生，具较长叶柄；叶片卵圆形或卵状椭圆形，长 3～5 厘米，宽 1.5～4 厘米，羽状浅裂，顶端裂片稍大，侧裂片椭圆形或长椭圆形，边缘具粗锯齿或重锯齿，两边均有细柔毛。头状花序顶生，数个排列成聚伞花序。总苞片灰褐色，花黄色，边花一轮，舌状，中心花管状，瘦果。花期为 9 月至 10 月。

野菊花常生于平川或低山路旁及杂草丛中，非常常见。秋末开花时采收，阴干或蒸后晾干。

本品生药为花序呈类球形，直径 3～10 毫米，棕黄色。总苞由 4～5 层苞片组成，外层苞片卵形或条形，外表面中部灰绿色或淡棕色，常有白毛，边缘膜质；内层苞片长椭圆形，膜质，外表面无毛。总苞基部有残留

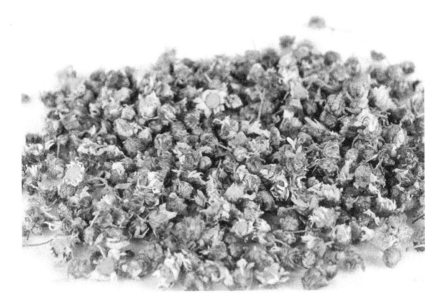

野菊花

花梗。舌状花1轮，黄色，皱缩卷曲，管状花，多数深黄色。体轻质柔软。气芳香，味苦。以完整、色黄、香气浓者为佳。

中医认为野菊花味辛、苦，性凉，归肺、肝经，具有疏散风热、清热解毒、平肝阳的功效。主治风热感冒、咽喉肿痛、头痛眩晕、目赤耳鸣、淋浊带下、痈疮肿疖、毒蛇咬伤。为清利头目要品。每次用6~12克泡水频饮即可，外用适量。野菊花煎剂对溶血性金黄色葡萄球菌、白喉杆菌、痢疾杆菌及绿脓杆菌有抑制作用，也有明显的降压作用，可用于治疗高血压、肺结核、丹毒、慢性前列腺炎以及多种细菌感染性疾病。

第三节　运动养生

一、运动养生概述

运动养生是采用运动的方式达到养生防病目的的理论与方法。怎样运

动才能起到养生防病的作用，早在《内经》中就有这方面理论和方法的记载，书中虽未见到运动养生这样的词汇，但其中记载的散步、导引、按跷、吐纳、冥想等运动方法，充分体现了运动养生的内容。同时《内经》理论的核心——整体恒动观亦不失为运动养生的圭臬。

二、《内经》的运动养生思想

（一）整体恒动观为运动养生指导思想

整体恒动观是《内经》中认识自然宇宙、个体生命的基本思想。它认为天地一体，五脏一体，"人与天地相应""成败倚伏生乎动""升降出入，无器不有"。它把自然界的各个方面密切联系起来，把人体的各个组成部分密切联系起来，而这种联系处于一种运动变化之中，这种认识便是《内经》理论的核心——整体恒动观。《内经》的所有论述都是在这种认识基础上展开的，运动养生的思想和方法也不例外。

《内经》的生命观认为"人以天地之气生，四时之法成"，"天食人以五气，地食人以五味。五气入鼻，藏于心肺，上使五色修明，音声能彰；五味入口，藏于肠胃，味有所藏，以养五气。气和而生，津液相成，神乃自生"。说明人类与其生存的自然界紧密相关，不仅需依赖自然界所赋予的物质而生存，同时人类长期生存的自然环境的变化对人的生命节律、机体代谢均有影响。因此，人与自然规律的统一便成了《内经》养生的重要内容。

运动变化是宇宙万物遵循的一条基本规律。《内经》认为包括人类在内的整个物质世界始终处在不停顿的运动之中，并且将这种运动规律的表现形式概括为"升降出入"。正如《素问·六微旨大论》中说："夫物之生从于化，物之极由乎变，变化之相薄，成败之所由也。……成败倚伏生乎动，动而不已则变作矣。"又说："出入废则神机化灭，升降息则气立孤危。故非出入，则无以生长壮老已；非升降，则无以生长化收藏。是以升降出入，无器不有。故器者，生化之宇。器散则分之，生化息矣。故无不出入，无不升降。"它首先肯定了物质世界具有不断运动变化的特性，运动的方式是"升降出入"。凡是存在于这个物质世界中的事物，无一不在

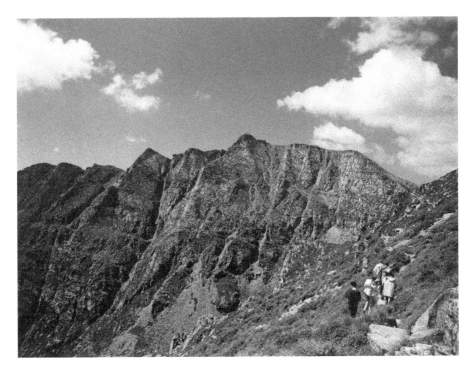

太白山顶峰

"升降出入"的运动之中生生化化。无论是动物界的"生长壮老已",还是植物界的"生长化收藏",都存在着"升降出入"运动,"升降出入"运动为生命存在的基本方式。

《内经》的整体恒动观告诉我们,生命的本质就是运动,这种运动是在与自然界保持统一的前提下进行的。

（二）适度运动是运动养生的基本要领

在整体恒动观的指导下,《内经》主张生命在于运动,但"动"应有度,"动"应有节。这个度,正如《素问·上古天真论》所言,应该"形劳而不倦""不妄作劳",如果过劳也会引发疾病,所以《素问·经脉别论》提出:"春秋冬夏,四时阴阳,生病起于过用,此为常也。"过劳不仅仅指劳作,同样适用于运动。

过劳会耗损人体的气血、筋骨、脏腑等，如"劳则气耗"，"劳则喘息汗出，外内皆越，故气耗矣"。《素问·生气通天论》云："阳气者，烦劳则张，精绝，辟积于夏，使人煎厥。目盲不可以视，耳闭不可以听，溃溃乎若坏都，汩汩乎不可止。"《素问·宣明五气论》说："久视伤血、久卧伤气。"说明过度使用就会损伤人体赖以生存的气血。不仅如此，过劳还会直接损伤人体的五脏六腑、皮肉筋骨等，"因而强力，肾气乃伤，高骨乃坏"，"持重远行，汗出于肾，疾走恐惧，汗出于肝，摇体劳苦，汗出于脾"，"久坐伤肉、久立伤骨、久行伤筋"。同时《内经》还论证了过劳会引发骨痿、煎厥等疾病。适度的劳动或形体锻炼，可使人体气机通畅，气血调和，脏腑功能活动旺盛，身体健壮，有利于人的身心保持良好的状态，"形劳而不倦"作为适度劳动或运动的标准，能够达到养生防病的目的。

（三）动静结合是运动养生的基本原则

人在日常生活中，离不开动和静两种状态。《内经》养生学十分重视形体与精神的整体调养，提倡形神共养，认为动以养形，静以养神，动静结合才能"形与神俱，而尽终其天年"。从原则上讲，"动"是指运动形体，"静"是指精神内敛。实际上无论我们完成任何一项动作，都是动与静的有机结合，有的是外动内静，有的是外静内动，只不过是从形式上看以哪种方式为主的问题。"动以养形"是指运动可促使人体气血充盛、百脉畅达、精气流通，能够增强人体生理的气化作用，以及气机的"升降出入"，提高人体抗病能力，使机体强健而祛病延年。《素问·上古天真论》的"独立守神，肌肉若一"就是形神兼养这一原则的体现。养生必须炼形，"和于术数"要求我们适当掌握形体锻炼术，健身运动有利健康，但应以"形劳而不倦"为准则。因此，动与静必须结合，才有利于人体健康。

"静以养神"是指保持心的宁静、专一，能使脏腑之气机协调，真气充沛，形体强壮而无病患。《内经》明确指出"静则神藏，躁则消亡"，"欲延生者，心神宜恬静而无躁扰"。心神为一身之主宰，统率全身各脏腑组织。故有神则生，无神则死。《素问·经脉别论》云："生病起于过用。"过用，就是超过了常度，违反动静有常的规律，如"五劳""六极""七伤""九气为病"等即为有动无静，过劳所致。"静"是相对的概念，不是绝对的静止。心神宜静，是"精神专一"，并非是不用心神，不用则废。因此，心神之动，应用合理，能"思索生知"，对强神健脑有益，否则心动太过，会引起病患。心神宜静，清静而不妄动。

综上所述，《内经》强调静以养神，动以养形，动静结合，形神共养。目的在于说明动与静两者的关系。形体宜动，但须动中有静；心神宜静，但须静中有动。形动有助于心静，心静也有益于形动。因此，养生不仅要被动地适应自然和社会的客观环境，而且要主动地调摄身心，通过调摄身心，增强人体对环境的适应性，从而获得健康的体魄和心理，以达到健康长寿之目的。

（四）四时有别是运动养生灵活大法

《灵枢·本神》云："智者之养生也，必顺四时而适寒暑，和喜怒而安居处，节阴阳而调刚柔，如是，则僻邪不至，长生久视。"《内经》中的四时养生理念，为中医养生学奠定了坚实的理论基础。如《素问·四气调神大论》说："春三月，此谓发陈。……夜卧早起，广步于庭，被发缓形，以使志生，生而勿杀，予而勿夺，赏而勿罚。此春气之应，养生之道也。……夏三月，此谓蕃秀，……夜卧早起，无厌于日，使志无怒，使华英成秀，使气得泄，若所爱在外。此夏气之应，养长之道也。……秋三月，此谓容平。……早卧早起，与鸡俱兴，使志安定，以缓秋刑，收敛神气，使秋气平，无外其志，使肺气清。此秋之应，养收之道也。……冬三月，此谓闭藏。……早卧晚起，必待日光，使志若伏若匿，若已有私意，若已有得，去寒就温，无泄皮肤，使气亟夺。此冬气之应，养藏之道也。"这是四时养生的基本思想，通过强调不同季节的作息起居、户外活动的时间、地点，说明不同季节养生的方式是不相同的。其中"广步于庭，被发缓形"不仅体现了"生命在于运动"的养生思想，同时也明确了运动养生方法之一"散步"的最佳季节、最佳时间和方式。

三、《内经》的运动养生方法

（一）散步以怡情

散步作为一个具体的养生方法，主要体现在《素问·四气调神大论》春三月的养生思想中。为什么选择在春季？《内经》论述了其中的道理，"春三月，此为发陈。天地俱生，万物以荣"，即春季里春阳上升，发育庶物，启故从新。为适应自然界的这种变化应开启自身阳气的活力，夜晚休息稍迟，清晨起床稍早，到户外环境清新的庭院，"被发缓形，广步于庭"，进行舒缓的散步。只有"被发而无所束，缓形而无所拘，使志意于此而发生"，才能达到养护人之生气的目的。正如清曹庭栋在《老老恒言·散步》中说的那样："散步者，散而不拘之谓。且行且立，且立且行，须得一种闲暇自如之态。"此话道出了散步的真正内涵，说明散步是在悠然自得、逍遥自在、安闲舒适的状态下，完全没有任何思想负担的情况下进行的一种运动。因此，这种运动可以改善大脑皮层的机能状态，提高大脑皮层的功能，进而增强大脑皮层对内脏功能的调控，达到养生的目的。

（二）导引以通经

"导引"一词见于《素问·异法方宜论》中。导，指导气，是在意念的配合下，通过调节呼吸，吐故纳新而养生防病；引，指引体，是通过肢体的运动或自我按摩而增强体质。两者有区别又有联系，前者强调意念的运用，后者侧重肢体的运动，实际上两者是不可分割、相互结合的一种积极主动的运动方法。《素问·上古天真论》云："其知道者，法于阴阳，和于术数……故能形与神俱，而尽终其天年，度百岁乃去……上古有真人者，提挈天地，把握阴阳，呼吸精气，独立守神，肌肉若一，故能寿敝天地，无有终时。"《内经》认为养生防病应"和于术数"，"术数"主要是指导引按跷之术，即现今的气功之类的保健法。气功一般具有三个必备的环节：调意，指意守入静（独立守神）；调息，指吐故纳新（呼吸精气）；调身，指引体按跷（肌肉若一）。《素问·上古天真论》中的"呼吸精气，独立守神，肌肉若一"十二字，可以认为是《内经》对气功理论的概括。三者之中，调意尤为重要，故《内经》又以"传精神""精神内守""净神不乱思"等论述反复强调守神在气功中的重要性。意守入静就是排除外界各种刺激，而使练功者的反应和感觉降到最低的限度。达到这一功夫的首要条件是保持"恬淡虚无"或"从欲快志于虚无之守"。在凝神、静思的基础上，再调整呼吸，引挽肢体，静中求动，以意领气，以气率血，达到调整内脏和全身肢体官窍气血运行的目的。

（三）按跷以宣络

按跷为按摩的古称，又称推拿、跷摩。按跷见于《素问·异法方宜论》："中央者，其地平以湿，……故其病多痿厥寒热，其治宜导引按跷。"笔者认为按跷与导引并列，说明是两种疗法。这两种疗法各有侧重，导引应以通经为主，按跷当以宣络为要。按摩出于《灵枢·九针论》："形数惊恐，筋脉不通，病生于不仁，治之以按摩醪药。"王冰说："按，谓按摩，跷，谓矫捷之举动手足，是所谓导引也。"现代解释为在人体的一定部位上，运用各种按摩手法和进行特定的肢体活动来防治疾病的方法，是医生进行的一种医疗行为，被施术者基本上是处于从属地位，尽管有特定的肢体活动也是属于病者被动的行为。根据《灵枢·九针论》的描述，"病生于不仁"应属于脉络疾病，因此，按摩偏重于宣络。经与络既有区别又有联系，络为经的分支，部位比较表浅。因此，按跷当以防治筋骨、皮肉、关节等经络疾病为主。

（四）吐纳以祛疾

吐纳主要指调整呼吸、吐音等，运用呼吸、发音、吞咽等动作，使内脏发生运动、振动，起到对内脏进行按摩及疏导的作用。《素问·上古天真论》的"呼吸精气"，即以口呼气、以鼻吸气的锻炼方法。呼吸之精气来源于自然界，呼接于地，吸通乎天，所以古人认为调息应很好地把握天地阴阳之气的升降规律，顺自然界大气之升降以调自身气机之升降出入。故《素问·刺法论》云："至真之要，在乎天玄，神守天息，复入本元，命曰归宗。"这就是吐纳养生的玄机所在。该篇中进一步指出了治疗慢性肾病的具体吐纳方法："肾有久病者，可以寅时面向南，净神不乱思，闭气不息七遍，以引颈咽气顺之，如咽其硬物，如此七遍后，饵舌下津令无数。"意为治疗慢性肾病的吐纳方法是：在清晨寅时，面对南方集中思想，排除杂念，屏住气连续吸气七口，不要呼出，伸着头颈像咽很硬的东西一样用力咽下；这样七遍之后，再把舌下的很多津液咽进去。《内经》根据天人一体的宇宙观，对不同疾病的治疗选择不同的时辰和不同的方位。以上仅仅是举出利用吐纳法治疗慢性肾病的方法。

（五）存想以避疫

存想又称存思。存，为意念的存放；想，为冥见其形，即充分应用想象的方法，把意念集中于某一特定想象目标，并由此在大脑中建立一个较强的兴奋区；"疫"乃一种传染性疾病。《素问·刺法论》云："黄帝曰，余闻五疫之至，皆相染易，无问大小，病状相似，不施救疗，如何可得不相移易者？岐伯曰：不相染者，正气存内，邪不可干。避其毒气，天牝从来，复得其往，气出于脑，即不邪干。气出于脑，即室先想心如日。欲将入于疫室，先想青气自肝而出，左行于东，化作林木。次想白气自肺而出，右行于西，化作戈甲。次想赤气自心而出，南行于上，化作焰明。次想黑气自肾而出，北行于下，化作水。次想黄气自脾而出，存于中央，化作土。五气护身之毕，以想头上如北斗之煌煌，然后可入于疫室。"本段论述全面系统地描述了运用存想方法避疫的机理和具体方法：其一，想疫气从鼻而来，从鼻而去。其二，将要病前先想自己好像太阳一样阳气充足。其三，将要进入疫室时可先想象肝脏有一种青气发出，向左行于东方，有如林木之气的生发那样以壮肝气。其四，想象有一种白气从肺脏发出，向右行于西方，有如兵戈那样的肃杀，使肺气充足。其五，想象有一种赤气从心脏发出，向上行于南方，有如火焰那样以壮心气。其六，想象有一种黑气从肾脏发出，向下行于北方，有如水汽的凛冽以充实肾气。其七，想象有一种黄气从脾脏发出，存于体内，有如土能生化万物。这样就有五种气发出来护卫身体；之后再想象头上像北斗一样煌煌有光，阳气充满，然后入于病人的居室，就不会受传染了。

《内经》运动养生的方法中，除散步外，导引、按跷、吐纳、存想均属于后世气功的修炼方法，往往在运用时是几种方法结合并用，但在《内经》的记载中有概括有分类，上述几种方法的适用范围也有明确的侧重点。综上所述，《内经》中运动养生的思想及方法是在整体恒动观的指导下展开的，在阐释人与宇宙一体的同时力倡人应顺应自然的变化，在主张动乃造化之机的同时强调动而有度，动静结合。可以初步认为，在《内经》时代，运动养生思想及方法已具雏形。

第四节　森林浴养生

一、森林浴概述

森林浴在国外有多种称呼，如德国称之为"自然韵律疗法"，法国则称为"空气负离子浴"。它指的是人们在森林中呼吸洁净的空气和林中负离子，以达到疗养保健的目的。

随着人们休闲保健意识的增强，森林浴作为一种非传统医学手段的理疗方式正被越来越多的人所喜爱。特别是随着疗养医学、保健生理学、保健心理学的不断发展，越来越多的学者也从原来的单纯对疾病发病机理、治疗手段的研究开始转向环境对健康的影响研究。森林浴、园艺疗法等一些以健康环境为治疗手段的绿色疗法也逐渐被医学专家所认可。为此，日本医学界还专门尝试创立了"森林医学"，试图从医学角度阐释森林的治疗与康复效果。国内有些医院也在临床应用上证明了森林浴疗法对患者病情改善的作用，森林保健生理与心理学的研究在很大程度上迎合了现代都市人对绿色保健的追求，正日益成为世界范围内广泛关注的热点。

二、森林空气质量对人体生理健康的影响

森林是陆地生态环境的主体，是大自然的调节器。森林通过植物的生理代谢和能量流动过程为环境输送大量的清新空气和负氧离子，并具有吸毒、除尘、杀菌等净化环境作用，从而改善人体器官的新陈代谢功能，进而调节人体生理健康状态。高洁净度的森林中的负氧离子含量水平要明显

优于其他地方。目前，负氧离子已被医学界公认为是杀灭病菌及净化空气的有效武器，其机理主要在于负氧离子与带正电的细菌结合后，使细菌结构改变或能量转移，导致细菌死亡，最终降沉于地面。与此同时，树木叶片本身也具有显著的滞尘净化效果。大气尘埃是城市空气中的主要污染物，这些悬浮于空气中的尘埃可能含有重金属、致癌物和细菌病毒等对人体健康造成极大威胁的物质。植物叶片因其表面有如茸毛和蜡质表皮等可以截取和固定大气尘埃，而成为净化城市的重要过滤体，从而减少可吸入颗粒物在人体肺泡中的沉积，降低其对人体的危害。现代研究表明，森林游憩活动可以显著提高人体的血氧含量和心肺负荷水平，从而改善心肺功能，提高人体的生理健康状态。高浓度有益健康的挥发物质与人体免疫力密切相关，树木在其生理过程中会释放出大量的挥发性物质，其中包含松脂、丁香酸、柠檬油、肉桂油等很多对环境和人体健康有益的物质，这些物质大都具有杀菌、抗炎和抗癌等作用，被称为植物精气，也叫"芬多精"。据测定，在森林覆盖率较高的山区，每立方米空气中细菌的含量仅为闹市区的 1/50 左右。植物精气虽然在植物体内含量甚微，但却具有很高的生理活性，与人体健康关系密切。植物精气主要包含倍半萜烯、单萜烯和双萜烯成分，并以不同比例存在于植物体内，大都具有抗菌、抗癌和抗微生物等特性，并能促进生长激素的分泌。研究发现，人体在嗅闻松、柏等针叶植物精气后，精神处于相对放松的状态，紧张得到缓解，情绪变得更为松弛。

三、森林景观环境对人体身心健康的积极影响

森林中的绿色，不仅是秀丽多姿的景色，而且能通过人的各种感官作用于人的中枢神经系统，调节和改善机体的机能，给人以宁静、舒适、生气勃勃、精神振奋的感觉，进而改善人的身体状况。一般认为，绿视率达到 25% 以上时能对眼睛起到较好的保护作用，绿色的视觉环境能在一定程度上减少人体肾上腺素的分泌，降低人体交感神经的兴奋性。科学家们经过实验证明，绿色对光反射率达 25% 时，对人的视网膜组织的刺激恰到好

处，它可以吸收阳光中对人眼有害的紫外线，使眼疲劳迅速消失。人置身于森林环境之中，听、嗅、触等多维感受也是调节人体身心健康的一个重要因素。森林中的鸟叫、蝉鸣、水声、香气，以及触摸树皮时的感觉，也会让人心旷神怡。森林浴中的听、嗅、触等多维感受还对人的思维活动具有巨大的影响。森林可以陶冶人们的性灵，激发思考灵感，对启发人们的知性、感性具有很大助益。古今中外，许多举世闻名的哲人、诗人、音乐家的伟大作品都与他们的生活和森林结合在一起，并创造了建立在对森林认识上的反映人与森林关系的森林文化。

在森林环境中进行运动、交流等活动也能对人的心理产生不同程度的积极影响。近年来，日本、瑞典、德国、韩国，还有我国的香港、台湾地区都建立了许多园艺治疗基地，专门利用植物栽植、植物养护管理等对不同人群进行心理疏导和调整工作。从目前国内外研究来看，森林生态聚焦体验活动和园艺疗法对人们心理的影响可能主要表现在以下几个方面：第一，可以消除不安心理与急躁情绪。在绿色环境中散步眺望，能使病人心态平和。第二，可以增强忍耐力与注意力。由于园艺的对象是有生命的树木花草，在进行园艺活动时要求慎重并有持续性，长期进行园艺活动会培养忍耐力与注意力。第三，可以通

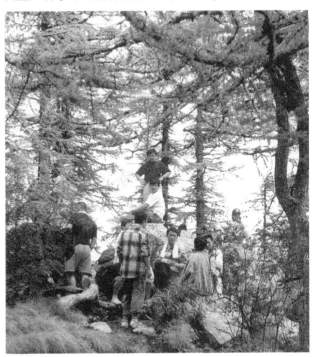

走进大森林

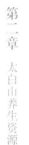

过植物影响人的心情。一般来讲，红花使人激动，黄花使人产生明快感，蓝花、白花使人产生宁静感。鉴赏花木，可以放松大脑。第四，可以帮助病人树立自信心。自己培植的植物开花结果会使劳作者在内心满足的同时增强自信心，这对于失去生活自信的精神病患者具有明显的治疗效果。第五，可以增强人的活力。投身于园艺活动中，使病人，特别是精神病患者忘却烦恼，产生疲劳感，加快入睡速度，起床后精神更加充沛。

总之，森林是人类文明的摇篮，氧气的制造工厂，也是城市的"绿色肺脏"。向往绿色，亲近森林，回归自然，享受生态，始终是人类的天性和渴望，更是当今时代人们所崇尚的一种生活方式。早在中国古代，人们就认识到了森林与身心健康的关系，并将其研究成果纳入中医、择居、易理以及托物言志的文学创作之中。随着现代临床医学、行为心理学、生态学、生物科学的交叉与融合发展，森林保健心理与心理学的研究方法和手段不断创新，并在许多领域取得了较大进展。但目前国内外的很多研究由于受测试仪器、试验条件、评价体系和标准等因素的影响，研究结果可比性不强，时空变化规律一致性较差。与此同时，森林保健生理与生理学的研究涉及领域较多，研究手段复杂，现有研究还只能在某个方面验证森林的某些保健效果，还难以形成一个完整的森林保健理论体系。因此，今后应当继续加强生物科学与生态学、医学、心理学等有关学科的融合，在更深更广的层次上开展森林保健机理的基础与应用研究工作，以便更好地发挥森林在改善人体身心健康上的突出作用，从而为我国森林保健资源的开发与利用提供更加科学的指导和规范。

四、森林浴养生原理

（一）绿色宁神

森林中的绝大多数树木的叶片因富含叶绿素而呈现绿色，另外，许多树叶还可以散发出一种叫萜烯的物质，它可以使太阳光发生散射，让林中树木显得更加葱绿。而绿色被人类视为生命之色，不仅能给人以美的享受，而且有缓和紧张、使人平和的效果。当人们工作学习劳累时，看看窗外的绿树，顿时感到明目清神，心旷神怡。据研究，在森林里人的脉搏要比在城市空地里跳动次数每分钟减少 4~8 次。国外有人据此提出"绿视论"的观点，认为绿色在人的视野中占 25% 时，就可使人的感觉达到非常舒适的效果，而人们处于植被覆盖率高达 70%~98% 的森林中，绿色在人视野中所占比例远远高于 25%。

（二）静谧安神

工业发展使现代化的大都市充斥着各种噪声。噪声影响人们的休息和正常情绪，损害听力，刺激神经，对人们的身心健康造成极大的伤害，而宁静的森林环境却可以起到缓解或降低这种伤害的作用。这是因为森林本身就是一台绿色的"消音器"。众所周知，声波遇到坚硬光滑的表面具有很强的反射力，但由于森林中植物的枝叶具有轻、柔的特点，声波碰到这种表面体大部分都被吸收，只有极少数反射。另外，树木的枝叶纵横交错，参差不齐，声波遇到这种不规则的表面，就会产生乱反射，使声波化整为零或越来越小。再则，树木枝叶的摆动对声波也有扰乱和消散作用。因而森林中特别静谧，可以缓解人们在充满噪声的城市环境中所带来的疲劳与精神紧张。

（三）清气养肺

由于工业污染的加剧，现在整个地球的空气变得不洁净，严重地损害了人类的健康。渴望呼吸新鲜洁净的空气成为现代都市人的热切愿望，而森林恰是这样的一个能满足人们需要的环境。

1. 森林能维持碳氧平衡

大城市中，由于工业发展，人口密集，二氧化碳浓度变高。大气中二氧化碳浓度增加给人们的生活带来包括疾病在内的各种严重问题。但在森林中，树木进行光合作用时，能吸收二氧化碳，放出氧气，有效地维持了碳氧平衡，达到了净化空气的目的，有利于人体健康。

2. 森林能过滤空气中的粉尘

在大城市的空气中，飘浮着许许多多人们肉眼看不清的粉尘。空气中的粉尘一旦进入人的呼吸道，就会直接产生多种疾病。空气中的粉尘还会

第二章 太白山养生资源

减少太阳辐射强度，特别是减少紫外线辐射，对人的健康产生危害。而在森林中，树木接触空气的表面积大且粗糙不平，有的叶面还布满茸毛或黏液，有利于吸附空气中的粉尘。棕榈、枫香、泡桐、夹竹桃、樟树等树种吸附空气粉尘的效力特别显著。另外，林木具有减弱风速的作用，使空气中的大颗粒飘尘随风速的减弱而下沉，有效地净化了空气。

3. 森林具有杀菌作用

植物的叶、花、果、皮普遍能产生植物杀菌素和臭氧等物质，抑制病菌在空气中的扩散或杀死某些病菌。如桦木、柏木、桉树等的叶片或花果挥发的杀菌素就能杀死白喉、肺结核等病原菌，因而森林中的病菌含量比闹市的百货大楼、城市林荫道和公园内低。

由于森林植物的杀菌作用对人的健康有很大益处，所以世界上有许多国家都在搞森林浴。如德国的森林浴疗法之一就是让患者住在森林中呼吸新鲜洁净的空气；日本在温泉场四周建立林荫道，边散步，边呼吸森林空气。

4. 森林能吸收有毒气体

森林除了能吸收大量的二氧化硫外，还能吸收二氧化碳和其他有毒气体，对放射性物质也具有一定的对抗性和净化作用。

5. 森林富含空气负离子

森林含有极为丰富的空气负离子是森林浴得以被人们关注而陆续开发的重要依据。空气负离子即带负电的氧离子，几乎对所有生物都有良好的生理效应，对人尤为重要。因为它具有调节神经系统，促进血液循环，降低血压，治疗哮喘病、失眠症，镇静、止咳、止痛等多种功效。因此有人称它为"空气维生素"。森林空气中含有丰富的负氧离子是树木分泌脂肪性、芳香性物质促使空气电离而产生的。另外，在瀑布下的水潭周围的空气也含有极为丰富的负氧离子。总之，森林空气富含负氧离子是人们在森林里感到空气格外清新的重要原因。所以，人们把空气中的负氧离子作为衡量空气是否清新的重要标准之一。国内外的森林浴，都是人们为了充分利用空气负离子而建立的空气负离子呼吸区，前景极好。我国的桃源洞国家森林公园、流溪河国家森林公园中的森林浴场都设有空气负离子呼吸区。

6. 森林中的小气候环境

森林通过其庞大的林冠改变太阳辐射和大气流通，对空气的温度、湿度、风力及局部降雨等方面都产生影响，具体表现在：

（1）林中日间和夏天的温度总是低于林外空旷地，夜晚和冬季总是高于林外空旷地，呈现出昼低夜高、冬暖夏凉的特点，这为人们提供了良好的休养环境。

（2）由于林冠的阻挡作用，林地内风力较弱小，水分不会过多散失，因而林区的相对空气湿度比无林地区要高，这也是森林中往往感觉凉爽的重要原因。森林小气候的形成有利于人体健康，特别是局部地方的小气候效果更为明显。如桃源洞国家森林公园内位于桃花溪下游的珠帘瀑布，据有关专家测定，在同一测点，上午气温低，空气相对湿度大；午后气温增高，空气相对湿度减小。水汽笼罩下的空气温度上午与外界相近，午后比外界低，平均值比外界低 1.2℃~2.3℃；空气相对湿度终日比外界大，平均值比外界大 16%~23%，因而瀑布附近空气湿润凉爽，加上负氧离子含量非常高，小气候环境十分舒适宜人，吸引了不少的游客。

由上述分析可以看到森林浴是科学的，事实证明也是非常有效的，这也是森林浴目前在国内外流行的原因所在。虽然我国的森林浴仅仅处于起步阶段，但我国森林旅游资源丰富，相信随着森林旅游业的发展，人民生活水平的提高，森林浴最终会受到人们的普遍关注。

五、森林浴的最佳时间

进行森林浴的最佳时间是 5 月至 10 月的夏秋季节。在这一时期，太阳辐射强，树木的光合作用好，而且森林中的气候、温度也十分适宜人体的生理要求。每天的行浴时间，以阳光灿烂的白天最为理想。一般而言，日出前后树木精华充溢于林间，纯净度极高。上午则阳光充沛，光合作用相当显著，森林里含有充足的氧气，空气清新而纯净，让人身心舒畅，充满活力。一般从上午 10 时到下午 4 时，是进行森林浴的极佳时机。进行森林浴时，最好穿宽松的衣服，先在林中散步 10 分钟左右，做深长舒缓的呼吸运动以增加肺活量。之后在肌体适应的情况下，逐渐脱去外衣，最好穿短衣短裤。

如果您和您的家人要去森林浴，最好选择这样的环境：其一，这片森林空气清新，不含有毒物质，无菌，无灰尘；其二，要绿树成荫，林中凉爽，空气宜人；其三，林中小道或集中沐浴场具有松软的落叶层，或地下有厚厚的地皮、草、叶等；其四，有鸟叫蝉鸣，并伴有溪涧流水之声，形成自然和谐的气氛；其五，树叶和树形美观，景色秀丽。

六、森林浴方法

（一）散步运动

当我们在步行时，各个关节会自动替自己"加油"，四肢及五脏六腑等都会自动协调，有韵律地活动，可以促进细胞的新陈代谢。做体操：在森林中做体操，可以舒展筋骨和肌肉，减缓骨骼的老化过程，从而使人长寿。推拉运动：用手抓住树木的某个部位，全身随手臂的屈伸来回运动，可治疗腰痛，还能使头、肩、背部得到舒展，消除疲劳。闭目养神：在森林中闭目养神，忘掉周围的一切，可使大脑极度放松，调节人的自律神经系统，对治疗神经衰弱、失眠症等极为有效。腹式呼吸：深吸一口气，在 15~20 秒内将气缓慢呼出；用鼻呼吸 10~20 秒；暂停呼吸 5 秒钟左右。将上述三个动作连续做 10~15 次，可以调和五脏六腑。在此需特别强调的是，森林内的步行运动比起平地热量消耗大，疲劳度却轻，消除疲劳也快，这是由于山林中空气宜人，地形富有变化，景色赏心悦目，且远离尘嚣，使人舒畅爽快。同时，山林内每次步行路程一般以 2000 米为基本距离，要选择适合自己或家人的路线及坡道。

（二）吐纳放松

林间步行中，感觉有一点累时，最好停下来向着林中大树做深呼吸，以此调整吐纳，放松身心，并增加吸取芬多精与负氧离子的频率与深度。

如果你会太极拳、瑜伽或有氧运动、韵律操等，不妨在林间一展身手，能产生更佳效果，体魄必然强健，心神怡然。当你因各种原因感到忧愁、苦恼、焦虑、悲哀、精神抑郁时，可以在森林中放开喉咙，尽情地有节律地发出吼声或呼叫声，每间隔半分钟至一分钟吼叫一声，连续 10~20 声为一次，每日 1 次，就会精神振作、轻松愉快、心平气和、胃口大开。因为大吼大叫可以吸入大量的氧气，增加肺活量，改善呼吸功能，提高胸廓的舒张幅度，调节神经系统的兴奋性，增强胃肠蠕动，促进胃液分泌，可以达到健身治病的目的。

（三）静思怡情

当我们置身于幽林深处，面对接连天际的壮丽森林，或仰望千年巨树，自然会产生敬畏、神秘、喜悦等情感，此为人与大自然的无声对话。这时候自然而然的静思最能放松身心，而且可以愉悦性情。其实，做森林浴非常简单，专家介绍说，只要掌握以下几个原则就可以了：第一，最好选择一大片森林，因为森林越开阔，空气的质量就越高。第二，在森林中步行至少 3 小时以上，直到身体微微出汗，毛孔张开，这样才能达到健身效果。第三，在森林中多做深呼吸，尽量将体内的废气排出。第四，衣着以吸汗、透气的材质为佳，穿得太厚或太薄都容易感冒。第五，因森林中树叶的遮挡，太阳辐射不易到达地面，因此，长期做森林浴的人，应穿插做些日光浴。森林中阳光疏密适中，人体能适当地受到紫外线照射，从而增强人的体质。对花粉过敏的人，不宜进行森林浴，因为森林中的花粉比较多。

第五节　温泉养生

一、温泉概述

温泉是指地下涌出水温度在 25℃以上的含一定量的规定矿物质的泉水，我国古代称之为汤、汤泉，最早可追溯到《论语》，有暮春到天然温泉浴泳的记载。北魏《水经注》里提到温泉可以治病:"鲁山皇女汤,可以熟米,饮之愈百病,道士清身沐浴,一日三次,四十日后,身中百病愈。"温泉按温度分为 3 类:低温泉(25℃~32℃),中温泉(32℃~42℃),高温泉(42℃以上)。从低温到高温分 5 个等级,依次为暖、热、炎热特甚(可以将鸡、猪等动物的毛烜掉)、炎热倍甚(能使人的足部烫烂)和炎热奇毒(可以将稻米煮熟)。温泉是大自然赋予人类的天然瑰宝。温泉养生就是利用温泉资源进行以健体舒心为主题的养生系列活动,主要功效包括强身健体、延年益寿、美容护肤、舒经活络、催眠镇痛。应用于健康人群的保养,亚健康人群的防护,以及风湿性关节炎、神经系统病变、皮肤病、消化道疾病、糖尿病、心脑血管等疾病人群的康复。

二、温泉养生历史

温泉养生历史悠久,起源于秦,盛行于唐,均为皇亲国戚、达官贵人独享的专利。秦始皇为治疗疮伤而建"骊山汤"开中国温泉养生之先河。汉朝皇帝喜欢将西域进贡的香料煮成香水倒入温泉池中,以沐香汤。东汉时期天文学家张衡在《温泉赋》中说:"有病厉兮,温泉泊焉。"北魏元苌《温泉颂》碑文赞温泉:"乃自然之经方,天地之元医,出于河渭之南,泄于骊山之下,渊华玉澈,心清数刃……左汤谷,右蒙汜,南九江,北瀚海,千城万国之氓,怀疾枕疴之客,莫不宿粮而来宾,疗苦于斯水。"同一时期的《水经注》记载的温泉共有 31 个,其中 12 个可以疗养。书中还对各个温泉的特点、矿物质、生物等情况进行了比较详细的叙述,如有的温泉有硫黄气,有的有盐气,有的有鱼等,并多次提到温泉的保健养生作用。唐太宗御驾东征经过辽宁鞍山汤岗子温泉,曾亲率士兵泡温泉,展开"浴战活动",以练兵和欢娱身心。唐贞观十八年(644),他命阎立德在骊山营建宫殿,名为汤泉宫。唐朝皇家扩建华清池,还设有温泉监一职,专门负责皇家沐汤事务。温泉养生的器物用品大多采用玉器、桃木等辟邪之物,唐皇沐浴前后的饮食都由随行太医特别准备,并详细记录在案,甚至连入浴的时间都有要求。"贵妃出浴"更是众所周知。《西游记》中也有盘丝洞"濯垢泉"一日三次温泉沐浴养生的记载。李时珍《本草纲目》也记载了温泉，还分类为朱砂泉、雄黄泉等，"诸风筋骨挛缩，及肌皮顽痹，手足不遂，无眉发，疥癣诸疾，在皮肤骨节者，入浴。浴讫，当大虚惫，可随病与药，及饮食补养。非有病患，不宜轻入"，以及"庐山有温泉，方士往往教患疥癣、风癞、杨梅疮者，饱食入池，久浴得汗出乃止，旬日自愈也"。

温泉养生常常与芳香疗法结合，应用芳香类植物最早见于屈原《离骚》的"浴兰汤兮沐芳"。中国有许多古诗描写浸泡菊花、人参汤恢复元气的诗句："崆峒山下秘阳春，泻作温泉向广堂。解起沉疴参菊水，顿除污恶陋兰汤。源抽坤髓元元浑，气夺炎精本自香。万似华清浴妃子，一身膏泽万民疮。"中华汤的创造，为人们养生保健做出有益的探索。现代常用配料有疏肝解郁的玫瑰花、茉莉花，清肝明目的菊花，安神助眠的薰衣草、丁香花，提神醒脑的薄荷、柑橘皮，平喘舒气的天竺葵、栀子花，补气补血的人参、当归，以及竹叶、茶、灵芝、芦荟、牛奶、红酒、药酒等。

三、温泉养生依据

温泉应用分为两大类，一类是沐浴，一类是饮用。沐浴温泉主要有消除疲劳、舒缓心理压力、促进新陈代谢、调节植物系统神经等功能，它主要依靠物理效应（温度、浮力、压力）和化学效应（微量元素）综合发挥养生保健作用。饮用温泉是天然的保健品。

（一）物理效应

温度效应：能清洁皮肤，除去油垢，保持汗腺和毛孔通畅，促进新陈代谢，防治多种皮肤病；能扩张血管，增加心脏输出量，降低血压，有利于心血管疾病的康复。

浮力效应：矿物质、无机盐使温泉水质比重较普通水有所增加，浮力增大，使四肢活动更加轻松，有利于肢体运动障碍的康复，还能促进淋巴流动，缓解炎症。

压力效应：水压能增强呼吸运动和肺部气体交换，有利于支气管炎及肺部疾病的康复。此外，水压还可以增加心室输出量和静脉血管回流量，促进血液循环，有利于改善静脉曲张和局部水肿。

（二）化学效应

微量元素经人体皮肤表层进入，可促进新陈代谢，对神经感应器发挥有益疗效，有些虽不能被皮肤吸收，但却能附着于皮肤，对神经末梢产生作用。部分微量元素能够在皮肤表层形成薄膜，从而起到保护和治疗作用；有些能够调整人体的酸碱度，还有一些成分则通过呼吸道进入体内而发挥作用。

氡离子温泉：氡气的放射性较弱，能够释放一些具有穿透力和电离能力的射线，有助于治疗或缓解糖尿病、高血压、低血压、内分泌紊乱、月经不调、神经衰弱、心律失常、皮肤瘙痒等疾病或症状。

硫化氢温泉：对治疗皮肤病有较好的疗效。泡硫化氢温泉能有效地刺激皮肤表皮，改善皮肤，化解皮肤角质，促进皮肤上层细胞的生长，从而有效治疗关节炎、关节神经痛、神经炎、慢性皮肤病、牛皮癣、梅毒、慢性重金属中毒等。

铁离子温泉：铁离子含量通常在 10 毫克以上，对于慢性病的恢复和各类贫血症有很好的效果。

硅酸温泉：富含大量的硅酸，硅是人体骨骼生长中不可或缺的元素。泡硅酸泉对皮肤病、妇女生殖黏膜等疾病有很好的疗效。

碳酸温泉：泉水中的游离碳酸能促进血液循环，增加血循环量，并有助于改善消化功能。碳酸温泉可缓解和作用的病症主要包括：疲劳综合征、肥胖症、中度以下高血压、轻度心功能不全、心肌劳损、便秘、慢性肾炎、慢性胃炎、胃下垂等。

碳酸氢钠温泉：能够使皮肤光滑，促进皮肤外伤和皮肤病的治愈。此外，还可治疗慢性风湿病、慢性肠炎、慢性胃炎等。

饮用温泉含有丰富的化学成分、气体及放射性物质。如碳水化合物、溴化物、氯化物、重碳酸盐、钙、镁、锌、硒、二氧化碳、氡气等，具有综合保健作用。含镁的天然矿泉水，有降低动脉血压、降低胆固醇、缓解脑充血的作用；重碳酸盐矿泉水能增进食欲，改善胃肠道消化能力，促进胆汁分泌和胆结石排出，通便利尿，并对糖尿病患者降低血糖有良好效果。

四、温泉养生方法

温泉养生属于自然疗法外治法范畴，一般应注意应用程序（先温后热）、选择温度（38℃~40℃为佳）、沐浴时间（每次15~20分钟）及补充水分（根据实际情况需要，最好配合凉茶或药膳），同时必须遵照中医"三因制宜"（因时、因地、因人而异）的原则。因时即顺应大自然春生、夏长、秋收、冬藏的规律。"春日洗浴、升阳固脱。夏日浴泉，暑温可祛。秋日泡泉，肺润肠蠕。冬日洗池，丹田温灼。"一年四季要根据季节的变化、温度的高低选择温泉养生的最佳时间。因地，即根据地理环境、地质因素及所含的矿物质、微量元素选择温泉。因人，即根据不同人的体质、年龄、性别、健康状况以及疾病康复的实际需要选择温泉。换言之，不同的温泉有不同的适应人群。

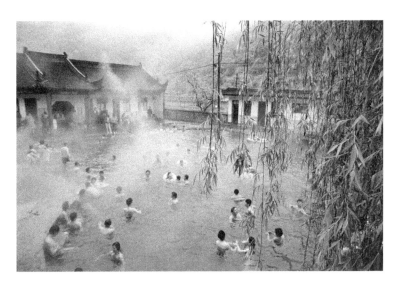

汤峪温泉（一）

由于泉口出水温度相差较大，矿化度不同，泉水内含有的各种化学离子、微量放射性元素的数量也有很大差异，因此，不同温泉的养生作用也不同。现在温泉研究界已经在推广一种更新的温泉养生方式，开始向差异化、个性化方向发展，即由健康指导师对泡温泉者进行健康检查，然后为其制定适宜的温泉养生方案。温泉养生包括形神共养、协调阴阳、顺应自然、饮食调养、动静适宜等一系列养生原则，养心也是其中的一个重要方面。温泉可以刺激神经系统，调动积极情绪，驱除忧郁、焦虑、悲伤、暴躁等，从而使人乐观，增加食欲，改善睡眠，强健身体。

此外，温泉一般坐落在环境优美的大自然中，人类本性是向往自由、亲近自然，因此，温泉养生应该赋予每一位到来的客人一个养心的环境，让客人置身"天人合一"的大自然中，放松心情，才有可能达到养生的效果。温泉养生适用范围广泛，但不是所有人都适合泡温泉。如患有急性发热性疾病，急性传染病，病情恶化的慢性病及并发的化脓病症，结核性疾病如肺结核、骨结核、皮肤结核等；病情加重的恶性贫血、白血病等，出血性及有出血倾向的疾病，代偿不全的心脏病伴有血管硬化的高血压、动脉硬化症，各种原因引起的精神病，传染性的性病（梅毒、淋病患者），酒醉、空腹（饭前 30 分钟）及饱食后（1 小时内），女性生理期前后、怀孕初期或后期。

五、汤峪温泉养生

（一）汤峪温泉历史

汤峪温泉，位于秦岭主峰太白山北麓，眉县城东南 25 千米的汤峪口，地处太白山国家森林公园园门前景区。民间俗称西汤峪（相对于蓝田东汤峪），地理坐标为东经 107°54′，北纬 34°7′。这里环境优美，是一处古今绝佳的温泉疗养胜地。

汤峪温泉，历史久远，始于西周，盛于隋唐，距今已有 3200 多年的历史。据《眉县志》记载："相传，周文王时，凤鸣于此，故名凤乡，乡有泉水响如沸，浴之能祛寒、瘤疾。"郦道元《水经注》说："距渭河南十三里之汤峪温泉，沸涌如汤，可医百病。"隋开皇十五年（595），隋文帝杨坚在此修建凤泉宫，以昭示胜迹，并备避暑、沐浴之用。唐代将凤泉宫改为凤泉汤，高宗、玄宗等屡次幸临凤泉汤沐浴、游览。唐玄宗李隆基《幸凤泉汤》诗曰："西狩观周俗，南山历汉宫。荐鲜知路近，省敛觉年丰。阴谷含神爨，汤泉养圣功。益龄仙井合，愈疾醴源通。不重鸣岐凤，谁矜陈宝雄。愿将无限泽，沾沐众心同。"他对凤泉汤给予很高的评价，故当时汤峪温泉极为兴盛。

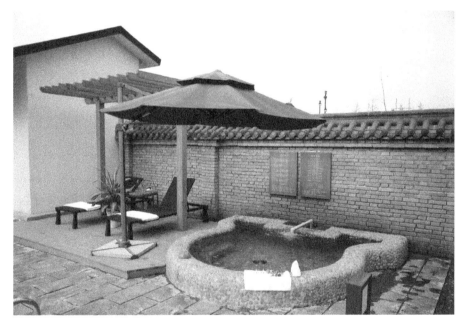

汤浴温泉（二）

千百年来，人民群众奉汤峪温泉为"神泉""神水"，俗称"塘子"。清光绪三十三年（1907）《郿县乡土志》载："温泉，在汤峪口，有五泉，凉热多异，旧传沐浴可疗病，即唐代所谓凤泉汤者也。"汤峪温泉原有泉眼11个，组成天然温泉群，小如珠，大如拳。其中较大的泉眼有3处，相距5～15米，水温20℃～59.8℃，后因治河修路一些泉眼被压埋；仍利用的泉眼4个，流量充沛，日均出水量400余立方米，用水旺季与近旁热水井同采，日产量在 1000 立方米左右。

清雍正十一年（1733）张素编纂的《郿县志》，把"凤泉神泽"列为眉县八景之一，"凤泉神泽"即指汤峪温泉。

1936 年蒋介石曾到眉县汤峪。此话传至陕西，时任西安警备区司令徐某以为蒋介石在临潼华清池遇险，若再入陕，必不去华清池，眉县汤峪或可成停留之地。1942 年遂派陕西省保安第 10 团团长和眉县政府洽谈募捐、集资，先后修了双人池 5 个，5 人池 1 个，大池、群众池各 1 个，免费池 3 个，并成立了眉县汤峪温泉管理处。

中华人民共和国成立之后，当地政府对汤峪温泉给予了极大的支持。1966 年至 1979 年，曾先后 7 次拨款修葺，特别是 1974 年以后，先后扩建了凤泉汤，新建成汤凤楼、凤泉楼、凤楼、神水宫、唐城宫、御汤苑等，以及热水库、泡汤池、凉水塔等，建筑面积 4851 平方米，共有浴池 140 个，住宿床位 295 张，一次可容纳洗浴、泡汤者 500 多人。

（二）地热资源

太白山北麓地下热水资源丰富。太白山眉县汤峪温泉历史悠久，水质优良，是理想的优质医疗矿泉热水。1986 年以来，在眉县汤峪先后打成热水井 7 眼，地下热水资源得到进一步的开发利用。汤峪温泉水质属弱矿化低碱性硫酸钠型高温优质医疗矿泉水，年开采量为 24 万立方米，使这里逐步成为陕西关中西府地区著名的温泉洗浴、泡汤、养生、保健的理想旅游胜地。

（三）太白山温泉（井）水质

1987 年 7 月，眉县汤峪林场委托陕西省第一水文地质工程地质队，对眉 2 号地热井（龙凤泉）水质进行分析化验和评价。由魏有濂、亢建忠工程师负责，并写出专题报告——《太白山国家森林公园"龙凤泉医疗矿泉水"调查分析》。

7 月 28 日，该队出具龙凤泉水质分析报告称，按《中国医疗矿泉水分类方案》，经陕西省地质矿产局西安水质鉴定中心和西安测试中心化验分析，龙凤泉水属低矿化弱碱性硫酸钠型的氡、硅、氟复合型高温医疗矿泉水。水质外观无色透明，洗浴时皮肤滑润，体内热感明显，地热井水含有钠、钾、镁、铁、铜、硅、铵、砷、锰、钼、锂、镉、氡、氟等微量元素，以及硫酸盐、碳酸盐、硅酸盐等矿物质，其中氟（19.94毫克/升）、偏硅酸（104~115.83毫克/升）、氡（103.6~105.82贝可/升）浓度均高于矿泉水标准，偏硼酸（20.3毫克/升）与矿泉水浓度相当，还有多种对医疗保健有益的元素或活性微量元素。而矿泉水中的钾、钠、钙、氯、硫酸根、碳酸氢根正负离子等有益元素组成比例适度，地热水清澈无色，不结垢，全项分析的各相关物理性状指标、化学指标、卫生指标良好，水质优良上乘，名列陕西同类医疗矿泉水指标之首，是极为理想的医疗和沐浴矿泉热水。浴后不仅身体滑爽轻快，更能达到强身健体、防病疗疾的目的，效果显著，颇受群众称赞。

（四）太白山汤峪温泉疗养价值

汤峪温泉（井）水具有良好的疗养保健功能，优势得天独厚。温泉水首推氡水，氡是镭蜕变的一种弱放射性气体，它不与其他元素组合，易溶于水、空气、油脂，也易从水中逸出。氡及其分子体，于沐浴时接触人体，易形成"放射性活性薄膜"，附着于皮肤且不易擦掉，并能不断放出的 α、β、γ 射线，对人体组织产生极其有益而无害的作用，衰变作用全程30天后基本消失。氡也可通过吸入法进入人体，对呼吸系统疾患进行治疗。氡水素有"泉水之精"的美称，它的医疗价值被世人誉为"矿泉之最"。

人体沐浴氡水过程中，氡及其分子体能很快进入体内，随血液扩散到全身各组织器官，其蜕变过程中产生的 α、β、γ 射线，有电离、激发和辐射作用。它调节中枢神经的功效显著，可使体内水分子形成强烈氧化剂，影响蛋白组织结构或使机体生命物质系统结构发生细微改变，协调酶、核肽、碳水化合物和脂肪的生化作用，改善组织液黏性，强化消炎止痛、活血化瘀功能，改善血液成分和血运功能，协调内分泌机制，提高免疫功能，等等。

氡水浴对神经系统，如神经衰弱、神经障碍症；微循环系统，如供血不足、血压不稳、心血管循环轻度障碍症、血瘀、血肤病；运动系统，如风湿性关节炎、肌体炎、疼痛病、外科创伤；消化系统，如胃炎、消化不良、胃肠肝胆病等疾患，以及皮肤病、妇科病、呼吸道病、贫血病等也有好的疗效，对机体的健康成长和疾病的预防具有重要意义。

地热水的其他医疗特异效应性元素、成分，对某些疾病也有一定疗效。矿泉热水组分中的偏硅酸、偏砷酸、偏硼酸、偏磷酸、硫化氢、氟、铁、碘等成分之浓度，作为浴疗矿泉水对人体很有益。如含硅水洗浴对皮肤及黏膜有清洗、消炎作用；含氟水对牙齿和骨骼健康有益；含硫化氢水有灭菌消炎、改善皮肤质地和血液循环，促进上皮细胞的新生，还有调节心血管功能和增加心脑屏障通透性、促进神经机能、活跃免疫功能的作用；含铁水可促进造血功能；碘是甲状腺素和碘代谢的物质源，含碘水能明显地激活机体防御机能，有促进病变吸收和组织再生及降血脂的作用；含溴水有镇静作用；含砷水浴可使全身营养转佳等。

西汤峪天然温泉（井）水，含有钠、钾、镁、铁、硅、铵、氡、氟等

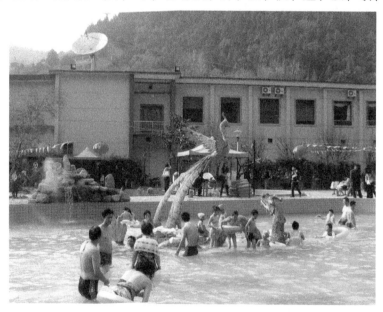

汤峪温泉（三）

微量元素，以及碳酸盐、硅酸盐等矿物成分，是高温优质医疗矿泉水，对各种皮肤病、风湿病、心血管疾病、消化系统疾病、神经系统疾病等有疗效。经常沐浴温泉，可祛病强身。相传，汤峪龙凤山下的上王村，曾是唐玄宗拜访当地老寿星的地方。此后历代文人雅士颂凤泉汤的诗甚多，特别是明武宗年间，永寿王朱尚来汤峪沐浴疗疾后，著《幸温泉长短歌》赞曰："澡浴数次沐炎波，暖若春融无限趣。胸次清，尘垢弃，一身安，百疾愈。濯净心田无旧虑，宛是汤盘日新处。"当地民间还把龙凤山下的汤峪温泉称为"二郎神水""桃花水"。温泉宾馆御汤苑、阡陌众大酒店、太白酒业宾馆、水利宾馆，均设有温泉游泳池、泡汤池、泡脚池等，是温泉养生、休闲、保健的好去处，常用温泉洗浴可延年、美容、抗衰老。

第六节　饮食养生

一、饮食养生概述

饮食养生即食疗，中国传统的食疗观念是在几千年农耕文化的历史发展过程中形成和完善起来的，人们的饮食倾向有利于养生，以食治疾，符合"天人合一"与整体调理的思想观念，具体表现在食物的搭配上，着重强调辨证施食、饮食有节、药膳运用，以此保正气、除邪气，达到健康长寿。中国传统的食疗养生思想观念，强调辨证施食、饮食有节，食物的数量和种类搭配合理，不能偏嗜。根据人体和客观现实的需要，按照食物的性味、归经作用合理搭配食物原料。合理的食物结构是人体获得相关的营养成分，维持生命与健康的基础。

二、太白山域常见药膳

太白山域民间流行的药膳食补可祛病健身，尤宜老人延年益寿。简单易行的药膳品种有：

1. 四物汤　干黄花菜、黑木耳、黄豆芽、豆腐各适量，洗净共煮汤，

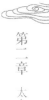

第二章　太白山养生资源

065

加盐、香油、味精少许。具有补血、健脾、清热的功效。

2. 三丁汁　胡萝卜、白萝卜、土豆各适量，去皮切丁，沸水中烫一下，冷水冲凉，去净水分。锅内加少许清油烧热，放入花椒炸焦，放姜片稍炸，加水煮沸后下三丁，加醋、盐、糖，小火熬至汤成浓汁即可。可补中益气，令人体健。

3. 清炖冬菇汤　干冬菇 20 只，优质红枣 4 枚，熟植物油 57～75 克，黄酒 50 克，盐、姜片、味精少许。冬菇去蒂洗净泥沙，红枣洗净，清水 750 克，放入冬菇、红枣、姜、黄酒、熟油，盖严用牛皮纸护好，急火炖一小时即可。常服可防癌，降血脂，抗佝偻，治血症，补阴养血，老人尤宜，但产后慎用。

4. 白菜萝卜汤　大白菜洗净切条，白萝卜去皮切片，嫩豆腐洗净切块，各 250 克，在开水锅中烫一下捞出。豆瓣酱剁细，锅内放油烧热，入豆瓣酱，加酱油、味精调匀后，装盛备用。炒锅烧热放油 75 克，白萝卜片先炒几下，放入白菜条炒，加清水适量，大火煮至酥软，加入豆腐、盐稍煮，起锅时加入味精、调料即成。可补虚、温中下气、消食利便。

5. 核桃芝麻糊　核桃、芝麻各适量，淀粉、白糖少许。核桃仁捣碎炒熟，芝麻炒熟研末，二者混合，加少量水煮开，加白糖、淀粉搅拌成糊。早晨空腹服，利气养血，养心利脾，健肝。对肺虚久咳、便秘、肾虚、健忘、失眠、腰酸膝软，均有辅助治疗作用。

6. 红枣芹菜汤　红枣 20 克，芹菜 500 克，红糖适量。红枣、芹菜洗净，加水适量煮汤，分次服用。可补血调中，理胃气，除烦热。

7. 首乌粥　旧名"仙人粥"。首乌 30～60 克，粳米 100 克，红枣 5 颗，红糖适量。首乌煎浓汁去渣，与红枣、粳米同煮调味。每日吃 1～2 次，连服 7～10 天，隔 5 天再服，如大便溏泄暂停。可补肝肾，益气血。可用于辅助治疗血虚肾亏、须发早白、头晕耳鸣、神经衰弱、心脏病、便秘、腿软等。煮时勿用铁器，食粥忌吃葱蒜。

8. 桑果粥　桑果（桑葚）40 克，粳米 100 克，冰糖少许。桑果浸水片刻洗净，与大米同煮，至熟加冰糖稍煮即可。每日空腹服用 2 次，7 日一疗程，补肝滋阴，养血明目。适用于老人，大便稀溏或腹泻者慎用。

9. 黄精粥　黄精 10 克，粳米 100 克，白糖适量。黄精煎浓汁去渣，同粳米煮粥，加糖。早晨服用，3~5 天为一疗程。润心肺，补脾胃。可用于辅助治疗脾胃虚弱、体倦力乏、少食、肺虚燥咳、干咳无痰、肺痨咳血。

10. 天冬粥　天门冬 20 克，粳米 80 克，冰糖适量。先煎天门冬取浓汁去渣，加粳米煮粥，放冰糖煮化即可。日服 2 次，每次 1 小碗，3~5 天为一疗程。滋阴润肺、生津止咳。可用于辅助治疗阴虚内热、口津干少、肺虚有热、干咳无痰、痰中带血、午后潮热盗汗的肺结核。

11. 松子粥　松子仁 25 克，大米 50~100 克，白糖适量。松子仁挑好的洗净，与淘净大米同煮粥，白糖调味，早晚食用。滋阴润肺、润肠通便、养肝、祛风通络。尤宜于老人，腹泻便溏、痰多胸闷、胃胀者忌用。

12. 菟丝子粥　菟丝子 50 克（鲜品 80 克），粳米 100 克，白糖适量。菟丝子洗净捣碎，加水煎取汁，去渣入米煮粥，熟后加糖调味。早晚服 2 次，每次服 1 小碗，10 天为一疗程，隔 3 天再服。强肾益精，养肝明目。可用于辅助治疗肝肾不足的阳痿早泄、遗精尿频、头晕眼花、耳聋耳鸣、腰酸腿软、妇女带下、流产等症。

13. 白果粥　取白果（去皮）、生山药、豆腐皮、粳米各适量，同煮粥。用于老人肺虚咳嗽、尿频等症的治疗、缓解。

14. 艾叶薏仁粥　艾草，被誉为"长寿之草"。取适量薏仁加水煮粥，艾叶与鸡蛋同煮至熟，取汤放入薏仁粥内，鸡蛋去壳，蘸椒盐，与粥同食。祛病强身，延年益寿。

15. 马齿苋绿豆汤　马齿苋，又名长寿菜、长命菜、安乐菜。取适量马齿苋、绿豆同煮汤。常服可防中暑，治疗肠炎腹痛、便脓血，预防动脉粥样硬化。

其他药膳还有车前子粥、艾叶糍粑、艾草芽煎鸡蛋、百合鸡蛋汤、杏仁雪梨山药糊、川贝雪梨猪肺汤、蒸大麦仁饭、荞麦饼、荠菜豆腐羹、南瓜疙瘩汤、白果红枣汤、白果烧鸡蛋白、萝卜缨酱菜、清炒萝卜缨、何首乌煮鸡蛋、百合糯米粥、韭菜粥、银耳杜仲羹、沙参粥、美味双耳（黑木耳、银耳）等。

三、太白山野菜

太白山野菜，按其食用部位和主要功能可分八大类：

1. 茎类山野菜　如山竹笋、山芹、水芹、太白棱子芹、野豌豆、土当归、珠芽蓼、鹅绒委陵菜（蕨麻）等。它们的嫩枝、嫩茎都可烹饪菜肴。

2. 叶类山野菜　如蕨菜（凤尾蕨）、薇菜（紫萁）、贯众、刺苞芽（楤木嫩芽嫩叶）、香椿，属上等山野菜，还有荠菜、碎米荠、蒲公英、野苋菜、马齿苋、茵陈蒿、珍珠菜、附地菜、苦苣菜、苣荬菜、黄鹌菜、刺儿菜、水苋菜、楼斗菜、白屈菜、遏兰菜、歪头菜、堇菜、柳叶菜、华北獐牙菜、龙须菜、青荚叶、诸葛菜（二月兰）、山梗菜、扫帚草（地肤）、灰藜、鳖菜、千屈菜等。它们的嫩叶、嫩茎、幼芽可供食用，既宜凉拌亦可烹炒，能做成多种美味菜肴。

3. 根类山野菜　如野百合、土茯苓、山葛（根）、麦冬、魔芋、鬼灯檠（根茎）、打碗碗花（根）等。它们的块根、地下茎或鳞茎，淀粉含量高，既可作菜肴，又能制作糕点，亦可用于酿酒。

4. 花类山野菜　如萱草（黄花菜）、刺槐花、金银花、野菊花、兰花、红杜鹃花、玉兰花瓣、海棠花、紫藤花、石斛花。其花片、花苞都是美味佳肴。

5. 果类山野菜　如板栗、茅栗、核桃、白果（银杏）、华山松子、火棘果（救兵粮）、榛子、毛榛、藏刺榛、珠芽蓼（果）、山杏、山桃、柿子、野樱桃、五味子、山葡萄、猕猴桃、猕猴梨、山核桃、海棠果、山楂、榆钱等。其果实是可供食用的营养佳品。既可做菜肴、糕点，又能酿制果汁、果酒等。

6. 菌类山野菜　如猴头菇、黑木耳、银耳、毛木耳、香菇、蘑菇、金针菇、大口蘑、牛肝菌、松茸、竹荪、地软等，都是十分有益的保健食品。猴头菇、竹荪、银耳等被誉为"名贵山珍"，肉质细嫩，味道鲜美，营养丰富，健身益寿。

7. 调味类山野菜　如山胡椒、毛叶花椒、竹叶花椒、毛竹叶花椒、野茴香、异叶茴芹、芥菜、小根蒜（韭白）、太白韭、茗葱等，都是烹饪菜肴的调味品。

四、太白山特色养生蔬果

太白山植被丰富，当地人民喜爱用蕨菜、萱草、猴头菌充当菜蔬。一年四季，野葡萄、山樱桃、猕猴桃等渐次成熟，当地人民对这些山果喜爱有加。他们认为这些蔬果都具有养生、保健功效。

1. 绿色食品——蕨菜

每当大地回春，万物苏醒的季节，太白山林荫溪旁、山坡草丛中，蕨菜便如雨后春笋，破土而出。蕨菜味道鲜美，香嫩可口，是人们喜欢采食的美味佳肴，它的嫩芽自古以来就被当作蔬菜并帮助人们度过饥荒年代，是绿色食品。在茫茫的太白山上，由于环境优美，绝少污染，各种蕨菜都有独特的清香味道。伴随着太白山下太白县绿色蔬菜基地的建立和兴起，太白山的蕨菜正在成为现代都市人们餐桌上备受热捧的珍馐。蕨菜，是蕨科多年生草本植物。一般植株高 1 米左右，根状茎粗壮斜生，茎上有深浅不一的棕色短鳞毛，叶革质，叶片呈披针形，三回或四回羽状全裂，叶面草绿色，并带有光泽，背面灰绿色，并略呈棕色，密布白色绒毛。太白山的蕨菜种类较多，有炒菜脆嫩，具有黄瓜香味的蕨菜；有洗净后用盐渍的像拳头卷嫩叶的山蕨菜；还有根据嫩芽颜色不同而起名的绿猴腿、紫猴腿蕨菜等。我国的蕨菜种类繁多，资源丰富，出口 1 吨野生蕨菜相当于出口40 吨的大豆。蕨菜全身都是宝，春季，它的嫩芽可作蔬菜，富含胡萝卜素、维生素 C 等，营养极为丰富。用蕨菜可以做出风味不同的菜汤、沙拉等，常吃蕨菜，对慢性关节炎，头晕失眠、高血压等病症有良好辅助治疗作用，也具有很好的食疗效果。秋季，蕨菜的根茎富含淀粉，为滋补性食品，可提取淀粉或者制糖、酿酒。蕨菜全部入药可以驱风湿、利尿解热、治脱肛和驱虫。它的纤维制绳，能耐水湿。同时，用蕨根烧灰和泥，利用其黏、滑的特性，做瓷器工艺品则不易裂缝。蕨菜植物是高等植物中比较低级的群落，不开花，不结果，少数蕨菜是用地下茎来繁殖；大多数是用其叶子背面褐色或黄色的孢子进行繁殖。孢子在适宜的条件下才能发芽，从肉眼看不到的孢子，到长成1米高的植株，需要经过几年的时间，在这个过程中森林是它们"生儿育女"的温床。要使蕨菜资源越采越多，我们就必须保护好太白山的森林资源。

2. 食药两用——萱草

在太白山海拔1000~2500米的山坡及林地上，有种植物开着喇叭形的小黄花。这种花，虽不如牡丹那样冠压群芳，海棠那样清雅娇嫩，然而它却一身多能，既是美花，又是名菜，还是良药，对人类有着特殊的贡献，它就是太白山上的萱草。萱草又名黄花菜、金针菜等，它天生一副硕大的块根，每条像线一样的须根下端连接着一个形似纺锤的肉根。叶是长条形，从根部丛生，碧绿欲滴，形似一条条黄绿色的彩带。花梗数枚，自叶丛中间抽出，高出叶面，亭亭玉立，挺拔俊秀。在花梗上生着6~12朵花蕾，它们有的含苞，有的怒放，花色橘红或橘黄，形似喇叭。无论在山林间还是在荒草坡地上，萱草的花都能给人一种高雅、洁美、秀丽的感觉。萱草是人们喜食的蔬菜之一，人们常把萱草的花蕾采下，蒸熟晒干，就成为色泽金黄、线条粗壮，鼎鼎有名的金针菜。这种菜，论风味，独具一格，论营养，可以说是一种营养丰富的富贵菜。金针菜内含有大量的维生素和矿物质，据科学家测定，每斤晒干的金针菜中，含糖高达60%以上，含胡萝卜素17.2毫克，维生素B2.5克，钙23.5毫克，磷86.5毫克，铁82.5毫克，蛋白质70.5克，脂肪2克。在鲜品中还含有较多的维生素C。金针菜，不仅群众爱吃，而且在国际市场上享有盛名。用它炖红烧肉、红烧鸡，风味极佳；用它炒豆腐，味鲜色美。萱草的花、根、叶都是很好的中药材，有安神、消炎、解热、止血、利尿等作用。它的叶还是警示环境中氟污染的天然哨兵，当空气受到氟污染后，萱草叶子尖端就会失去绿色变成红褐色，形成一条明显的红色界线。萱草抗寒喜雨忌低洼。对光照和土壤要求不严。在水肥不足和干旱的情况下，对开花有影响。在土壤疏松、排水良好的地方，它根深叶茂，会开放出金灿灿的花朵，以报答大地对它的养育，回报人类对它的厚爱。

3. 山珍之王——猴头菌

猴头菌、熊掌、海参、鱼翅并列为四大山珍海味。猴头菌不但味道鲜美，而且营养丰富。猴头菌是寄生在森林树木或腐朽木材上的一种真菌，由于子实体形状像猴子的脑袋，故称"猴头菌"。猴头菌一般体大如拳，全身密布丝状白色肉质粗毛，极像一只伸出脑袋的白猴。它干燥后变为褐色，块状，直径5~10厘米，基部着生处狭窄，长圆筒形。除茎部处，均密布有肉质针状刺，长1~3厘米，直径1~2毫米，针刺的表面光滑，透明无色发亮。太白山的猴头菌多生长在落叶栎林带的半枯腐木上或活树的受伤处。猴头菌生长发育需要一定温度，特别是在子实体形成阶段对温度要求更严。一般要求温度在18℃~25℃，湿度在60%左右的条件下生长。猴头菌是一种好气性真菌，它吸进氧气，排出二氧化碳。子实体形成时需要充足的氧气和散射光照，并需在 PH 值 4.5~5.5 偏酸的环境中才能生长。猴头菌如果长年不采，可长成巨型菌体，中国湖北保安县发现的一只猴头菌，竟然大到一个人背不动，成为迄今发现的有名的猴头菌王。猴头菌也是高级营养品，具有利五脏、助消化等多种功效。如患有神经衰弱、身体虚脱时，将猴头菌切成片状与鸡肉共煮食具有良效。如患有消化不良症时，把猴头菌用水浸软后切成薄片，水煎与黄酒同服，可帮助消化。所以，猴头菌不仅是美味佳肴，更是防病治病的良药。科学研究发现，猴头菌子实体内含有抗癌物质，对肿瘤有一定的抑制作用。猴头菌在森林里自然生长较少，人们为了获得更多的猴头菌，采用人工栽培来满足需求。选择好猴头菌种后，在无菌条件下进行接种。接种时将原种挖出蚕豆大的菌种块，接入消毒冷却后的栽培瓶内，进行组织培养，温度需保持在18℃~25℃，空气相对湿度保持在85%以上，培养40~50天，即可长出成熟的猴头菌。人工猴头菌在管理过程中对温度、湿度、光照、酸碱度必须严格控制。成熟的猴头菌也要及时采收，进行腌渍或者晒干储藏。

4. 酸甜适中——野葡萄

盛夏时节，太白山的野葡萄挂满枝头，粒粒像珍珠，串串似玉翠，晶莹亮洁。品尝，香甜沁人，回味，香留久远。野葡萄属落叶藤本植物。它红褐色的枝条或匍匐或攀于其他乔灌树木上。它的枝藤上生有攀缠树木的卷须，深绿色，宽卵形的单叶互生。5月至6月，枝条上长出圆形花序，黄绿色，雌雄异株。8月至9月，圆球形的浆果成熟时，果实由绿色变为黑紫色，表面还有白色的果霜。野葡萄富含蛋白质、碳水化合物、矿物质和多种维生素，味酸甜，多浆汁。葡萄是由西域传入我国，伴随着葡萄酒的酿造、饮用，葡萄酒文化也成为我国文化的一部分。唐代诗人王翰的《凉州词》就是其中的代表作："葡萄美酒夜光杯，欲饮琵琶马上催。醉卧沙场君莫笑，古来征战几人回。"以葡萄为原料酿出的酒，其色深红艳丽，风味品质尤佳。葡萄酒不仅是一种品味纯正的上等饮料，而且还是贫血病人的滋补剂，具有滋阴补脾、健胃强身、舒筋活血、益气安神的功效。近年来，葡萄酒还被用来治疗肺病，酒糟还可用来制醋和当作染料，葡萄叶酿酒后的沉淀物可以提取酒石酸，葡萄的种子可以用来榨油，所以说葡萄全身都是宝。野葡萄多生长于低山灌丛或林缘地带，喜欢在针阔叶混交林和杂木的边缘生长，有极强的抗寒能力。由于葡萄利用价值高，为了积极发展和充分利用这一资源，人们一方面加强了科学管理，防止"杀鸡取卵"破坏资源的斩藤取果；另一方面采用人工栽培的方法进行大量繁殖。老株更新法在距植株基部10厘米处斩断，或把衰老的枝条埋进土里发新枝，即剪取1~2年生健壮新枝20厘米长，水浸3~4个小时后，埋深25厘米左右，即可生根发芽；分根繁殖是在葡萄没有发芽之前，挖取部分老根移栽；种子繁殖法，将种子用清水浸泡3天，混沙埋藏20天以上，然后播种。

5. 色味俱佳——野樱桃

阳春三月，春寒未散，樱桃花便顶风傲雪开放在太白山各个角落，5月至6月，那些鲜红的、味甜色美的球形小果，已成熟为路人采食的美味了。樱桃，蔷薇科，落叶小灌木。花朵娇艳，果实鲜美，自古以来就是果中极品。早在 3000 多年前，《礼记·月令》中就有"羞以含桃，先荐寝庙"的记载。1000 多年前，樱桃已是我国百姓房前屋后的重要果树了。中国栽培的樱桃树，主要有中国樱桃、欧洲甜樱桃、欧洲酸樱桃、毛樱桃等上千个品种。可是在太白山生长的野樱桃，比起栽培樱桃并不逊色，别看它个头小巧玲珑，但味道却酸甜适中，是登山观光者喜食的佳果。野樱桃卵形的叶片长 4~7 厘米，宽 2~3 厘米，叶片上广生柔毛。那白色或淡红色的小花开放时，3~9 朵花排列为总状花序。卵形的红色浆果隐藏在绿叶之中。它的植株多为灌木状，一般高 3~5 米。幼苗一般是 3~4 年后开始结果，6~7 年后进入盛果期，根蘖萌发力很强。适宜在平均气温 10℃~12℃，土壤肥沃，年降水量在 500 毫米左右的条件下生长。野樱桃对恶劣的气候环境有较强的适应能力，能够忍受零下 30℃ 的低温，那些生长在渠旁路边的樱桃树，虽然几经破坏，但仍能根深叶茂，到了初夏时，就结出果实。野樱桃含有丰富的营养物质，据科学测定，每百克鲜果中，含碳水化合物 8 克，蛋白质 1.2 克，钙 6 毫克，磷 3 毫克，铁 5.9 毫克，并含有多种维生素。樱桃果肉酸甜适口，风味清香，不仅是人们喜爱的时令果，而且是制作罐头、果酱和加工樱桃露酒、果脯的原料。它的核、根、果实皆可药用，果实有清热益气、补血补肾、防喉痛、祛风湿的作用，果核有透疹、解毒之功效，根还可调气活血，治妇女血气不和等症，可谓是一身多能了。人常说"樱桃好吃树难栽"，其实，樱桃的栽培并非人们想象的那样困难，当掌握了它的生活习性后，对它采用分株或播种方法进行繁殖，然后用嫁接的方法培育优良品种，自然可成。樱桃苗适宜在沙土地上进行育苗栽培。甜樱桃、毛樱桃等优良品种，从萌芽到果实成熟阶段，要消耗大量营养物质，需要保证充足的水肥。培育樱桃，要在生长期摘心，方能促进分枝。初果期要注意培育结果枝，盛果期加强修枝、追肥等管理，并注意通风透光，方能保证长盛不衰。

6. 佳果良药——五味子

深秋时节，当你来到太白山，见到各种各样的野山果，既能一饱眼福，又能一品它的原汁原味，五味子就是其中之一。五味子，属五味子科，落叶藤本植物，幼枝红褐色，老枝灰褐色，常有皱纹，呈片状剥落，椭圆形的膜质叶，长 5~10 厘米，宽 3~5 厘米，先端尖，基部楔形，叶缘疏生腺锯齿，4~14 厘米长的叶柄两侧具有很窄的翅。5 月至 6 月开出白色或粉红色的花朵，以后逐渐形成 1.5~8.5 厘米的聚合果；8 月至 9 月果实成熟，成熟时近球形的小浆果红里透亮，形如珍珠，一个个镶嵌在肉质的果穗上，格外惹人注目。五味子一般分布于太白山海拔 1500 米左右的中低山区，多生于沟谷、溪旁及山地阔叶林和针阔叶混交林内，喜欢在湿润温暖、排水良好的环境中生长。为了生存，它练就了一身攀缠他物的本领，用自己扭曲的身躯缠绕身边的乔木，奋力上进，争夺阳光。五味子既是可口的野山果，又是有名的中药材，《神农百草经》中把五味子列为上品。《本草纲目》记载："五味子有南北之分，南产者色红，北产者色黑，入滋补药，必用北产者良。"《药性本草》谓："令人体悦泽。"可见我国自古就把五味子作为补肾强壮剂，现代医药又作滋补、强壮、收敛剂。除止汗外，能止遗精，镇咳喘。外用局部止血，又治五痔下血、脱肛等症。临床验证，五味子还具有敛肺止咳、滋补之功效。五味子果实中含多种有机酸，10% 的苹果酸、12% 的柠檬酸、酒石酸、抗坏血酸等。此外，五味子

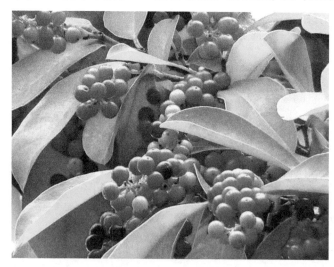

五味子

还富含五味子素、脂肪、挥发油、树胶质、碳水化合物，以及铁、锰、矽、磷、钙等矿物质，种子含脂肪油 33%。五味子治病是通过刺激呼吸中枢及兴奋中枢神经系统的反应机能，调节心脏血管系

统病态生理机能，改善失常的血液循环。五味子为有效的兴奋强壮剂，对精神病患者有良好的疗效，对重体力劳动和脑力劳动者消除疲劳，提高劳动能力有良好的作用。运动员服用五味子后，无论多大的体力消耗，仍能保持朝气蓬勃、充满激情的精神状态。五味子的果汁可以止咳，是很好的冷饮原料，叶子可以做茶，树皮亦可以入药或做香料。

7. 维 C 之王——猕猴桃

猕猴桃，又名阳桃，是人们喜好的一种野生水果，野生猕猴桃在我国河南、陕西、甘肃等省均有分布。在太白山区，野生猕猴桃一般生于海拔 2000 米以下的沟谷、山坡、杂木丛或林缘空地间。为落叶缠绕藤本植物，藤蔓可长达 8 米以上。小枝幼时为红褐色，有长毛，叶互生，叶缘边有纤毛状的细锯齿。花为淡黄色，单生或簇生叶腋间，浆果为黄棕色，其果面上常密布短毛。猕猴桃在我国已有 3000 多年的历史。《诗经》中记载其为"苌楚"。著名医学家李时珍在《本草纲目》中对猕猴桃有如下描写："其形如梨，其色如桃，而猕猴喜食，故有诸名。"早在 1000 多年前唐代诗人岑参曾咏诗："中庭井阑上，一架猕猴桃。"说明我国早有栽培猕猴桃的习惯。猕猴桃在我国有 50 多个品种。其中，以中华猕猴桃品质为最佳，引起国内

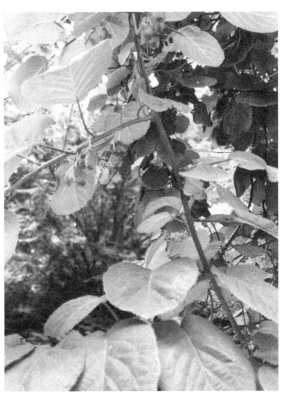

猕猴桃

外的重视。美国从 1945 年以来，在加利福尼亚州大量引种栽培，称为"中国酸栗"。1960 年，新西兰等国引种的中华猕猴桃已经开始栽培，种植面积达 1600 多公顷，年产量超过 9000 吨，多用于出口，外汇收入占该国水果出口的第一位。在日本，有些地方挖掉柑橘树，栽培猕猴桃。此外，英国、法国、俄罗斯、意大利等国也都成片种植。近年来，我国人工栽培猕猴桃面积已达上百万公顷，陕西约占全国猕猴桃产量的 60% 以上，宝鸡市的眉县已成为全国最大的猕猴桃生产基地。为什么小小的野生猕猴桃会引起人们如此重视？猕猴桃是含有多种维生素的高级水果，浆果酸甜爽口，风味佳美，汁液丰富。据测定，每百克鲜果中含有维生素 C 120～420毫克，比柑橘高出 5～10 倍，还含有丰富的维生素 P、氨基酸、钙、磷、铁、钾等多种营养物质。猕猴桃的果实可加工成果汁、果酱、罐头、果脯等多种食品。同时，猕猴桃的籽可以制油，花可以做香精。另外，猕猴桃还是很好的蜜源植物。猕猴桃根是中药材，藤又是制造染料的原材料。近年来，研究发现猕猴桃对高血压、心血管病、肝炎及尿道结石等疾病有较好的治疗效果以及辅助治疗作用。临床实践证明，猕猴桃还有抑制癌症的作用。金秋时节，当我们在山川、沟谷、庭院见到一颗颗挂满枝头的猕猴桃，怎能不涌起丰收的喜悦！品尝到风味独佳的果实、果酒、果酱、果脯时，怎能不为它的美味再一次倾倒。

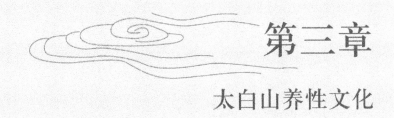

第三章

太白山养性文化

第一节　宗教养性

一、道教养性

太白山道教历史悠久，源远流长。太白山乃道教三十六洞天之第十一洞天。早在西汉成帝时，已有太白山神。唐代道教大兴，太白山香火鼎盛。因太白山位于京畿近郊，虔诚的道教徒便入山修道。孙思邈、郭休、王休、李浑是此时太白山长期修道炼丹的名士。唐玄宗十分信任太白山上的道士李浑，遂封太白山神为神应公，太白山便成了当时道教的圣地，一时上山求雨之风盛行，有"神湫灵泽"传于后世。五代、北宋时，道教仍兴盛不衰，延至明清。金大定七年（1167），王重阳创立道教全真教，与道教正一教分庭抗礼。元代全真教已居统治地位，汤峪口龙山道观颇具规模，闻名关中。同时，全真教弟子马丹阳在竹峪（今周至县竹峪乡丹阳村）修建丹阳观，盛极一时。

元至大三年（1310），全真教已成为道教中最大的一派。教祖王重阳是关中人，加之唐宋以来各朝对太白山神的崇褒封号，故太白山成了关中道教活动的圣地之一，全真教迅速发展壮大。当时在山域内较大的庙群有远门口、楼观庵、钟吕坪、汤峪口、斜峪关、鹦鸽、桃川和斗姆宫等。

明清时期，眉县汤峪楼观庵庙宇颇为壮观，是坤道集中地，因其与周

第三章　太白山养性文化

079

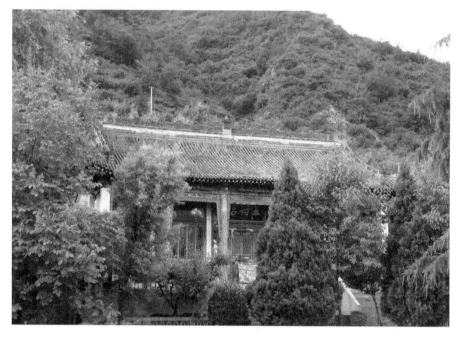

太白山王母宫

至楼观台乾道之地东西相望，故曰"西楼观"。钟吕坪是道教八仙修炼过的地方，自魏、晋、唐、宋以来即为关中胜景之一，在东坪、中坪、西坪上修建有玉皇宫、老君洞、斗姆宫、八仙殿等。金、元、明、清以来，在太白山山口直至山巅的道路上，每隔10公里左右便有一处庙宇。

太白山《王母宫——清张真人道行叙》碑文载："张真人者，派名圆泰，号一清子。"张圆泰20余岁投太白山大爷海脱俗入道，师从赵真人，道徒众多。光绪庚子岁（1900）大饥，饿殍遍野，圆泰遂出太白山大爷海下院王母宫积粟救饥。宣统年间，圆泰费己囊百余，劝民众戒鸦片，修合丸散药剂为民疗疾，不取分文。圆泰修道太白山时，置买良田，增修大爷海斋房及文公庙、神鬼二洼、上下坂寺、土洞庵、养马滩、四嘴山庙宇百余间，聚道徒三代，并收藏有明洪武版《道德经》等。

民国时期，土匪盘踞庙宇，危害周边人民。大小军阀以庙宇为营房，太白山名观寺院遭兵灾匪患之祸，后在官方剿匪和消灭地方军阀势力的战火中多毁为废墟。

中华人民共和国成立以后，在残存的庙宇中，还有一部分道士从事宗教活动。"文化大革命"时期，山上建筑物多被毁坏，道士匿迹。1978 年后，人民政府落实宗教政策，宗教活动恢复正常。当时拔仙台、大爷海道观有道士 5 人（其中乾道 4 人，坤道 1 人）。传统的农历六月太白山庙会业已恢复，且规模不断扩大。

道教是中国传统文化的重要组成部分，其内容包罗万象，道教书籍总汇《道藏》中收入了天文、地理、诸子百家、医学、易类等内容。道家强调人的自然性，引导人们顺应自然规律去发现自我，要求人们用恬淡的心态去超脱世俗成见，排除杂念。道教注重完善人类的精神世界，并通过精神和肉体的完美结合，实现长生不老的目标。

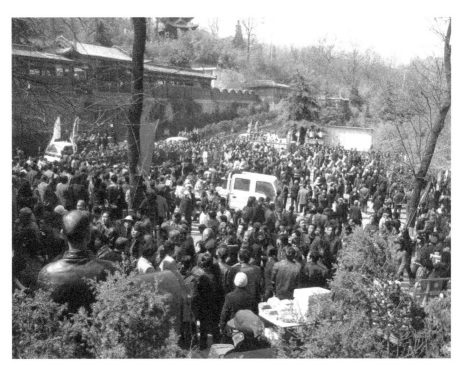

太白庙会

(一) 道教的养性理论

1. 天人合一

道教认为："人者，乃象天地，四时、五行、六合、八方相随，而一兴一衰，无有解已也。故当豫备之，救吉凶之源，安不忘危，存不忘亡，理不忘乱，可长久矣。"由此可见，道教认为人和宇宙有一个共同的发生、发展和衰退的过程，并把"天人合一"作为养生的核心。

道教一方面将道视为生命的背景，另一方面也将道内化为生命的本体。养生，从现象上看是个体对自我生命的维护，从实质上看是对宇宙自然本体的遵循和回归。在洞彻生命本质的同时，将生命付诸自然之道的永恒流转的大循环中。道教养生以顺应自然，最终与天道自然合一，超越生死为最高追求，主要体现为：

（1）顺应天然自然

道教认为人体的内部环境系统与外部客观自然环境系统是统一的，它们有共同的生成、变化、盛衰规律。只要在日常生活与修养中坚持人的生命与自然的和谐统一，人的生命节律与自然生命节律的互补共振，最终定能让人体小宇宙汇入自然大宇宙，超越生死，与天地同在。

道教养生注重日常生活中人与自然的和谐。如日常起居，要日出而作，日落而息，特别是要睡子时觉。子时为夜间十一点至凌晨一点，这时人的胆经当令，恰逢阳气开始生发，睡子时觉，把这点阳气存起来，可保证第二天精力充沛。这在饮食方面也是如此，要吃时令蔬果，反季瓜菜是不适合养生的。道教的炼养术对时间与环境也多有考究，很多气功方法都强调按季节、月份、时辰进行修炼，而服食养生和房中养生也很讲究时间性和季节性。

（2）顺应本我自然

道教以养生治生为起点，通过对个体生命的养护，实现延年益寿，以至长生不老，得道成仙。生命的养护是以一定的生命需求的满足为条件，如过分禁欲则会戕害身体，过分追求欲望的满足，则又会成为物欲的奴隶，背离生命的自然。人应该基于自身生命活动的合理需求来规范、调节自己的行为。以饮食为例，人们确实应该"甘其食"，但应坚持"体味恬淡中的真味"的自然原则，过分追求味觉享受，则会导致味觉受损。

顺应本我自然，重要的是懂得你的身体在要什么，而不是你不断膨胀的欲望在要什么！因此道教养生在坚持形命炼养的同时也注重心性的炼养，认为只有守住自己的本性，保持一颗清静无为、见素抱朴之心，才能不为物欲所累，合乎本我自然的生活。《清静经》中说："内观其心，心无其心，外观其形，形无其形，远观其物，物无其物，三者既悟，唯见于空。"到此境界，人之灵台自然干净，自身之"天性"自来归宿，"元神"归位，那种状态才最合乎我们身体想要的。道教炼养的途径与方法众多，一宗一派虽各有所宗，但都以身心并重，形神具备，性命双修为本。

（3）随遇自然

宇宙间的一切从根本上讲，都是天道自然造化的结果。人的主动性即在于能顺应天道自然，如果太过执着，强作妄为，只会自寻烦恼，甚至戕害生命，因此道教养生强调随遇自然、知足常乐。随遇自然并不是消极待命，而是顺其自然，不怨怼、不躁进、不强求，更不是随便，而是把握机遇，不悲观、不刻板、不慌乱、不忘形。随遇自然是指能顺应环境，在任何环境下都能满足。对于出身境遇、先天禀赋等无法选择、无力改变的事情，既不要任意妄为、偏用私心，也不要听天由命、消极无为，而应顺应自然，不断上扬生命精神，逐渐突破有限的羁绊，追求生命的最大自由。在日常为人处世方面，保持谦虚、柔和，与人为善，宽以待人。对一切结果都欣然接受、平静面对，不执着于名利得失，知足常乐。在面对人生中一些无可奈何的问题时，应善于转移，释放一些不良情绪，尽量保持清平和乐的心态。这样就会在无形中给自身创造一个宽松自如、祥和安静的环境。人如能常处于这样的一个环境中，自然心旷神怡、心态平和、情志清泰，不求长生，自然长生。

2. 以德养生

道教在长期的发展过程中，探索出了各种行之有效的养生方法。道教养生的核心理念是"重人贵生"。《坐忘论》中说："养生者慎勿失道，为道者慎勿失生。使道与生相守，生与道相保，二者不相离。"《周易参同契》中也提出："引内养性，黄老自然，含德之厚，归根返元。"这些都直接道出了道教治身养生的方法不是单纯的调养身体，而是和人内在的心性修炼、自身修养紧密联系在一起，也就是"生道合一"。

道教全真教的开创者王重阳提出性命双修的观点，由此将"以德养生"的理念逐渐发展成为道教养生理论的核心。这种理念将身体健康与道德提升、身体养生与精神提升统一起来，它不仅关涉生命的存在、生活的幸福，而且在更高的层次上有利于将社会道德转化为个体自觉的道德实践，扩大了传统养生文化的内涵和外延，将道教养生文化推向了一个新境界。

以德养生的理念，是道教融合了中国传统儒家思想的结果，具有深刻的思想内涵。道教强调"道"与"德"并举。道无形无相，只有通过德来彰显，道为体，德为用。养德就是"修道于身"，通过积德而达到"与道合真"的过程，即"由凡成真"的过程。在这里，"道"是指事物运动变化的自然规律，在社会则为人们必须遵循的社会行为准则、规矩或规范；"德"就是人们认识"道"，遵循"道"，内得于己，外施于人。《庄子·德充符》说："德充于内，物应于外，内外玄合，信若符命。"内心世界道德充足，外物自然会与之相应。这就是道教以德养生的理论基础。

所谓养德，首先是指对于个体道德的培养。其目的在于培养个体适应社会的能力，促进个体与社会、自然保持和谐的关系。其次是素朴自然的生活方式。其注重天然、质朴之性和内心的宁静和谐，也就是《道德经》中所说的"见素抱朴""少私寡欲"，力戒贪奢，讲究淡泊。讲道德，重仁义，不谋私利，不患得患失，过一种有规律、有节制的生活，这样就有利于心智安定，身体活动按正常规律进行，"形与神俱"而获长寿。

在中国传统文化中，儒、释、道都十分重视品德修养，强调德为立身之本。德在很大程度上决定了一个人的处世为人、生活态度、生活方式等，而这正是养生的真正内涵。从个体生命的角度来说，养德是养生最重要的内容之一。

注重形神兼养，本来就是中国传统文化所倡导的理念。道教更是将这种理念大力阐发出来，所以自古高道无不重视道德修养。唐代著名道士孙思邈在《千金要方》中说："百行周备，虽绝药饵，足以遐年。德行不充，纵服玉液金丹，未能延寿。"其认为养德是养生的第一要务，通过养德改善人的心境，促进人的身体健康。更重要的在于，从社会的角度来说，养德不仅是养个体之"生"，更是养大众之"生"。它将养生从关心个体的生命健康，扩展到社会道德层面。个体的健康和生活的幸福是离不开社会这个整体的。因此，以德养生也在于激发人们的道德意识，有利于人们自觉地建立良好的道德观念，倡导人们构建与他人、社会、自然环境的良好关系，最终实现"养德"以治天下。历史上的高道大德，很多都是"有功于国""有德于民"的大德累累者。因此，道教的养生文化讲求的是人与社会、自然的和谐，是通过"修身致和"来促进社会的和谐发展。

（二）道教的养生方式

1. 注重形体锻炼

道教虽然追求成仙，但同时也非常注重形体的锻炼。在对形体的锻炼上，道教严格按照人的身体的极限，通过模仿各种动物的姿态、动作，创编出了各种形式的健身体操和武术，道教称此为导引。导引使身体得到适度的活动，促进身体气血的流通，增强机体的生理功能，从而达到强身健体、延年益寿的目的。

导引也称道引。导引就是通过身体运动，引导身体中的邪气，将其排出体外。导引作为养生健身术，战国时期已经比较普及，道教将其作为长生方术，或作为强筋健骨、祛病除劳的养生术。《太清导引养生经》中说，导引可以调营卫、消谷水，排除身体中的风邪，增进身体中的血气或正气，使人精神健旺，疾病痊愈。它可以单练，也可同吐纳锻炼结合起来练习。

道教导引术之"八段锦"是将静坐、存思、咽津、按摩、吐纳等诸术结合起来，极具道教导引健身法的特色。除此之外，还有非常著名的由华佗所发明的五禽戏，模仿五种动物的动作，也是导引的一种。人在静极生动时会自发地做出鸟、虎、熊、猿、鹿的五禽戏动作，这和五行学说中的五脏、五志生克关系完全对应，五禽戏是人体内部气血运行机制的外部表

第三章　太白山养性文化

现，具有很高的科学价值。从这个意义上看，导引可以说是现代体操的鼻祖。现在流行的健身舞蹈，也可归于导引的范畴。有学者考证导引和吐纳锻炼都源于原始舞蹈。导引种类繁多，分立式、坐式、卧式等。导引用于对抗，便形成了武术；武术用于锻炼，就是养生术。道教导引术的一些流派向技击之术演化，形成了道教内家拳，其中最著名的便是张三丰创立的武当山内家拳法。道教内家武术讲究以柔克刚，不使蛮力，以通脉炼气为基本功夫，其武学理论和道家思想相通。

2. 强调心理健康

道家创始人老子在《道德经》中特别强调人的思想品德修养对人的身心健康的影响。道教继承并发展了老子的这一思想，在修道过程中，特别重视道德的作用和意义。道教揭示了养德与养生的必然联系，强调修身养德是健康长生的前提。一些道经甚至直接将各种道德行为奉为祛病强身的药方。如道经《崇百药》中就将"行宽心和""救祸济难""尊奉老者""内修孝悌""清廉守分""好生恶杀""廉洁忠信"等多种美德善行奉为有益于身心的百种良药，还从心与身的关系出发，阐述了良好的道德品质与人的身心健康之间的关系。

在道教看来，高尚的道德情操有利于人的心理健康。道德高尚的人，不争名争利，清心寡欲，致虚守静，因循自然，安时处顺，所以能保持恬静乐观的心态，心理自然比常人要健康许多。相反，一些不良行为会给身心带来负面的影响。如相传为抱朴子所著的《养生论》中就揭示了欺诈、争斗等不良行为对身心健康的危害，文中说："行欺诈则神悲，行争竞则神沮。"可见，道教将保持宽容平和、恬淡俭朴的美德视为重要的养生之道，告诫人们"常以宽泰自居，恬淡自守，则身形安静，灾害不干"。

这在现代医学上也有着同样的依据。如巴西医学家马丁斯经过十年的研究发现，屡犯贪污受贿罪的人，易患癌症、脑出血、心脏病、神经过敏等病症。善良的品性、淡泊的心境是健康的保证，与人相处善良正直、心地坦荡，遇事出于公心，凡事想着他人，这便无烦忧，心理保持平衡，有利健康。

所以，道教非常重视道德修养对人的心理健康的积极作用，提倡清静无为、少思寡欲，达到致虚极、守静笃等目标，净化人的心灵。道教虽然像其他宗教一样，也是通过控制物质和感官的欲望来达到心理上的安宁与恬静。然而，值得注意的是，道教不是一味地强制压抑物质欲望和感官欲望，而是以长生不死这一终极目标来化解世俗的物欲，劝导修道者不与俗争："求生之人，与不谢，夺不恨，不随俗转移……常清静为务……人身气亦布至。"这段话其实就是告诫人们，贪图功名利禄乃养生之大忌。寡私欲，在物质利益面前让步一些，不与俗人相争，对延年益寿大有裨益。

这种价值导向将人们从对于有限的物质性目标的争夺转向健康长寿这一具有广阔空间的开放性目标，从一个更为高远的视角来俯视争名于朝、争利于市的人生百态，从而体悟世俗之争的无意义。这是通过调整价值观念来改变人的需要结构，以追求健康长寿这一长远利益来诱导人们节制奢欲，这对于无度地追逐享乐和金钱的现代人是有益的警示。

道教以"德"节制人的过度情欲，强调道德对提升人的心理健康的积极意义。从心理保健的角度来看，强调道德对心理健康的作用在今天依然有着重要的意义和价值。这正如《内经》指出的："天之在我者德也，地之在我者气也，德流气薄而生者也。"所以，道德是人的精神食粮，以德制欲，可以保持一种良好的心理状态，保持良好的精神健康，可以达到延年益寿的效果。

3. 注重精神修养

道教修炼有非常丰富的心理调治的内蕴和功能，然而，这些思想不仅仅局限于心理层面的调治，还深入精神层面的调控，揭示出身、心、灵三者相互联系、相互促进、相互支撑的互动关系。

道教秉承老子思想，"道"是道教的根本信仰，同时也是道教的终极追求目标。道教修炼的目的就是"得道成仙""与道合一"。然而，随着道教理论的发展，追求肉体长生不死的传统修炼观念逐渐被修道者所抛弃，修道者们开始认识到肉体成仙的局限性，将目光转向了对精神的追求。

因此，从历史的角度来看，道教最早认识到精神、心理对人类生命活动的重要影响，并高度重视心性修炼对于保持身心健康、提高生命质量、发展整体素质的积极作用。如自宋以来历代道家所主张的心性修炼就是对高度健康的精神状态的追求和探索。

后期道教将心性修炼作为修道活动的核心内容，倡导性命双修，先修性，后修命，从而建立起独具特色的内丹心性学体系。心性修炼主张修道与修心密不可分。在道教的修炼实践活动中，心性修炼属于精神层面的修炼，如"心斋""坐忘""定观""双遣"等。道教的心性修炼，以人的身体为鼎炉，以体内的精、气、神为炼丹药物，通过"命功"修炼，结丹于体内，同时以道德的践行等为媒介进行心理、精神意识等方面的"性功"修炼，以求明心见性，炼精化气，炼气化神，炼神还虚，最终达到体道、成仙的最高目标。在后期道教的心性修炼中，"心"大致被分为三个层次。

第一个层次指的是心意，即意念的心。所谓意念包括了意识、情欲、意志、意气及一切情绪情欲等内容。如"离凡世者，非身离也，言心地也"等。第二个层次指的是心思。这个"心"不受外物的影响，而能自主。如"但能澄心遣欲，便是神仙"。第三个层次指的是精神、神明以及性灵。这是道教心性修炼的最高境界，它超脱了肉欲、思维、意识而进入一种自由自在的清明之境，即"明心见性"。所以，第三个层次的心是道教心性修炼所追求的终极目标。从修炼的角度来看，后期道教的心性修炼，以道德的践行作为中介，不断提升心灵的修炼。这主要表现在三个方面：第一个方面是由内在的德的修养，而化为实践的德，这是由内在直接影响外在的。第二个方面是由内在明心的功夫除掉心中的欲念，把心提高了，而不执着于外在的变化。第三个方面是将心修炼到超脱世俗欲念的虚空境界，即心与道相结合的境界。这种精神高度健康的空明境界正如全真教王志谨所描述的："飘逸自在，不滞不执。如云之出山，无心无住，飘飘自在，境上物上挂他不住……又如风之鼓动，吹嘘万物，忽往忽来，略无滞碍，不留景迹，草木丛林碍他不住，划然过去。又如大山，巍巍峨峨，稳稳当当，不摇不动，一切物来触他不得。又如水之为物，性柔就下，利益群品，不与物竞，随方就圆，本性澄淡，至于积成江海，容纳百川，不分彼此，鱼鳖虾蟹尽数包容。又如日月，容光必照，公而无私，明白四达，昼夜不昧，晃朗无边。又如天之在上，其体常清，清而能容，无所不覆，于彼万有，利而不害。又如地之在下，其体常静，寂然不动，负荷万物，无挡无偏。又如虚空广大，无有边际，无所不容，无所不包，有识无情，天盖地载，包而不辨，非动非静，不有不无，不即万事，不离万事，有天之清，有地之静，有日月之明，有万物之变化，虚空一如也。道同天地，其用若此，体在其中，工夫到日，自然会得，动用合道，自有主者。"道教心性修炼作为一种宗教修炼活动，与现代心理调治理论和方法虽存在诸多差异，但亦不乏相通之处，这种相通之处正如吕锡琛教授所期望的那样："它所具有的心理保健、心理优化和心理调节、心理治疗功能弥足珍贵。在心理疾病发病率日趋上升，心理失衡、精神空虚等问题困扰着人类的现代社会中，如何更好地发掘道教中蕴含的丰富的心理调治智慧，将它们与来自西方的心理咨询和心理治疗学有机地结合起来，建立起适合中国人的心理治疗和心理调节模式，这是当代中国学人义不容辞的工作。"

总之，从养生的角度来看，道教将人视为身、心、灵三位一体的整体，通过治身、修心、调性来建构身、心、灵三者相互联系、相互影响的整体养生观，这是道教养生思想的重点。

宋元时期，以张伯端为代表的金丹派所主张的性命双修内丹术更是充分体现了躯体、心理和精神的整体养生观。道教养生思想与实践极为丰富，是中华民族传统养生文化的重要组成部分。为了更好地促进我国现代健身运动的发展，为当今的人们提供更加准确的养生理念，我们应该加强对我国古代养生思想理论和养生实践以及整个传统养生文化的吸收和研究，取其精华，去其糟粕，从中找出有用的养生思想为当今人们所用，并用以指导全民健身运动，为增强人民体质做出贡献。

道教养性养生特点突出。中国传统养生包括养性和养身两方面，也称作性命双修，就是心性的性功修炼和身体的命功修炼。道家主张性命双修，但认为养性更为重要。

（三）道教的性功修炼

1. 性功修炼对于养生的重要性

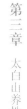

"性"字最早出现在金文中，与"生"字同形，其最初的意思是生。《孟子·告子》云："生之谓性。"《庄子·庚桑楚》云："性者，生之质。"可见"生"与"性"有着紧密的关系。养性就是心性上的修养，而心性的修炼对养生来讲是非常重要的。中国哲学史上诸多典籍记载了性功修炼，并详细阐述了养性在养生中的作用。我们对典籍中关于养性的内容进行了梳理，以此为依据来论述养性对于养生的重要性。《易·说卦》所谓"穷理尽性以至于命"是中国性命之学的纲要。元明之际的张三丰在《道言浅近说》中揭示了"性"与"命"的关系："穷理尽性以至于命，即道家层次，一步赶一步功夫。何谓穷理？读真函，访真诀，观造化，参河洛。趁清闲以保气，守精神以筑基。……性者，内也；命者，外也。以内接外，合而为一，则大道成矣。"可见，养生先养性，修命先修性，修成命功的前提是穷理和尽性。穷理的功夫就是学习理论知识的过程，在穷理的过程中提高悟性，将知识内化成内在的识见，进而在心性上有高层次的体悟，达到灵明性体。穷理尽性，打下扎实的心性基础后再修命功，便可取得事半功倍的效果。《礼记》云："人生而静，天之性也。"认为养性之要在"清静无为"和"寂寞恬淡"。为名所累，为利所诱，为物所役，为境所迁都表现为"性"的迷失，而不是养性。不动欲，不随俗，清静安然，则自有灵明性体，进而超越人天，燕处超然。《中庸》云："天命之谓性。"《管子》云："凡人之生也，必以平正。所以失之，必以喜怒忧患。是故止怒莫若诗，去忧莫若乐，节乐莫若礼，守礼莫若敬，守敬莫若静。内静外敬，能反其性。性将大定。"这是一种养性功夫，认为以诗止怒，以乐止忧，以礼节乐，内静外敬，恢复人之生时的平正本性。《淮南子》云："全性保真，不以物累形。"认为形不应该为外物所累，进而保持性体完整。北魏嵇康《养生论》云："养生有五难。名利不去为一难，喜怒不除为二难，声色不去为三难，滋味不绝为四难，神虑精散为五难。五者必存，虽心希难老，口诵至言，咀嚼英华，呼吸太阳，不能不回其操，不夭其年也。五者无于胸中，则信顺日跻，道德日全，不祈善而有福，不求寿而自延。此养生之大旨也。"他认为养生须去名利、喜怒、声色、滋味，又要惜精保神，依次而行，则寿福自来。孙思邈的养生之道也将养性放在第一位，认为要健康长寿必须首先养性，有了一定的性功修炼，就可以百病不生。拥有良好的心性修养，保持心境平和，安然理得，泰然自若，自会趋吉避害，不生百病，这也是养性的主要途径。孙思邈认为，养心或养性是第一位的，养身是第二位的。"炼心之学，入圣之学也。炼性之学，登真之学也。炼精炼气炼神，均以此为枢机。"他认为养性炼心乃入圣登真之学，精气神的修炼离不开养性炼心这一关键环节。吕祖云："但知炼命，不知炼性，但知开关闭气，移炉换鼎之法，不知性始真空，浑然无物之理。则所结之胎，原是凡胎，所出之神，原是凡神。依旧上不得天，参不得圣。无可奈何，只得重做功夫，使这孩子重去修真学道，重去明心见性。"这段话进一步说明了养性炼性的重要性。如果不知道养性的重要性，也没有实际的炼性功夫，而只知道一味地修命，则永远入不了修道的真正境界。所以说炼性之学，实为入道之不二法门。道家炼性，目的在于彻见真性本体，以此入道。北宋张伯端也很重视性功。他认为在命功修炼中，止念入静，既是性功修心之法，也是命功修炼的下手功夫，而且心性功夫直接影响着修炼者对于火候的把握。道家北宗首重性功，认为修得一分性，即保得一分命。忍怒、抑喜、守道、存神等是养性的关键。全真教崇尚清静养性的功夫。道士王重阳说："有内外清静。内清静者，心不起杂念；外清静者，诸尘不染，为清静也。"其具体提出："大凡学道者，先要炼性。性属先天，必须将他炼得圆陀陀光灼灼，方为妙用。性动则为情为欲，如龙虎之猖狂，若不炼之使其降伏，焉能去其猖狂而归于降伏也。炼性之道，而混混沌沌，不识不知，无人无我，炼之方得入法。降龙伏虎之道既行，又必锁心猿拴意马，使归于静定。静定之功，能夺天地造化，阴阳妙理。"此为清静炼性之道。张三丰以亲身经历说："无论在何时，炼己养性都是最重要的。炼己不纯，就会阴魔用事，气血上腾，不能自主而功亏一篑。"从以上诸多材料我们可以看出，道教在中国哲学史上有着丰富的养性理论。其一直重视性功的修炼，认为养生必须先养性。"修命须从修性起。舍性功而言命功，总是事倍而功半，若先性功而后命功，则常

第三章　太白山养性文化

091

能事半功倍。先修性，乃上达而下举，了性而自了命也。"

2. 性功修炼的具体途径

了解了性功修炼在养生中的重要作用，我们还要探讨到底如何进行心性上的修炼。

（1）在动静互涵中养性

《唱道真言》将炼心养性分为"炼闻见之心"和"炼无闻无见之心"。"炼闻见之心，事至物来，随感而应，无入而不自得，取之左右逢源，须于动处炼之……炼无闻无见之心，寂寂反照，朗朗内观，无人见，无我见，无有见，无无见，无无有见，无无无见。须于静处炼之。"动，以事炼心，事来则应，事去不留；静，朗朗观照内心，在静定中用功，以成就至善之灵明性体。我们可从动静两方面来探讨如何养性。

第一，静中养性。性功修炼，下手全在静定中用功。老子在《道德经》中强调"致虚极，守静笃"，"清静为天下正"，"不欲以静，天下将自定"。这些都是讲清静的重要性的。全真教的内丹心性学注重静中养性，是清静派的代表。金代道士马丹阳说："道家留丹经子书，千经万论，可一言以蔽之，曰清静。"王重阳将心性修炼作为修行的根本，认为："诸公如要真修性，饥来吃饭，睡来合眼也。莫打坐也，莫学道，只要尘冗事摒除，只要清静两个字。其余都不是修行。"还说："本来真性唤金丹，四肢为炉炼作团。不染不思除妄想，自然衮出入仙坛。"不染着世事，不妄想乱思，保持清静心境，自然知修道真谛，进而体真合道。以金末全真教丘处机、尹志平为首的龙门派认为，只要不动心，便可养性。要炼心如寒灰。做好了心上修炼的功夫，则身上之功随之而至。那么，如何做到不动心、清静、"入于无念之境"呢？马丹阳说："惟常清静难行，但悟万缘虚假，心自澄，欲自遣，性自定，命自位，丹自结，仙自做。"他给出的方法是悟出一切为空，万缘为假，则一切自然放下了，放下成就一种境界，打开入道法门。此外，"各种性功修炼法门，欲达无念之境，不外操纵二途。'操'就是'系心一处'以止念，在前后二念之间止念入定……在前后二息之间停息而成胎息……'止念'是无攀援心，外息诸缘，内心无喘，心如墙壁，可以入道；'纵'不做意于止念，随意而修，无心而修，以不修为修，恰似'慧能没伎俩，不断百思想'的说法"。这是以"操"和"纵"两法来谈如何止念入定，进而养性的。

第二，动中养性。全真教注重在世俗的尘劳中炼心，动中养性。凡是尘世劳作之事，随动随作，劳而不辞，善于在尘世劳作中养性炼心，但虽身在尘世，劳作俗务，却不为俗事所扰。事过不留，事毕皆忘，恢复其学道之性。以此调和出世入世的矛盾，在入世之法和出世之法的张力中寻找平衡，而又以出世为本。不即万事，不离万事。全真教盘山派开创者王志谨主张"境上练心"，常应常静。不落有无，超世而不离世。动中养性，与清静养性很不同，是在入世的过程中养性。如同张三丰所说："炼己持心到一定程度，要走出僻静的山林，接受尘世的考验。"人具有社会性，处在社会关系中，不该彻底脱离尘世。孙思邈认为："即使是结庐修炼也应该选择距离村舍不远的地方。"在事上炼心，在动中养性，对于心性修炼来讲很重要。

第三，在动静互涵中养性。上文提到了动中养性和静中养性，其实，动静不是截然分开的。我们不应该执着于一端，而应该在动静互涵互摄中探索最佳的养性方案。不执着于动，也不执着于静，在动静互涵中养性。《道德经》中的"致虚极，守静笃，万物并作，吾以观其复"，表达了"静极而动"的过程；而"夫物芸芸，各复归其根，归根曰静，静曰复命"，则表达了"动极而复静"的过程。《道德经》中的这一段论述生动地展现了动静的相互转化过程。动静是相互转化的，由静而动、由动而静，是道之常也，是正确的；以动为动、以静为静，动无静，静无动，是物之常也，是错误的。明清之际的思想家王夫之在《思问录》中提到"静者静动，非不动也"的观点，与上述观点一致。元代道士李道纯在《太上老君说常清静经注》中说："所谓真静，非不动也，若以不动为静，则是有定体也。有定体则不足以应变，所以真常应物、真常得性者，动而应物而真体不动也。作如是见者，常应常静，常清静矣。"生动地体现了动和静的辩证统一。

（2）养性还须德高

首先，德行是养性的重要内容。要想达到性功修炼的高超境界，必须重视培养良好品德以及践履道德操守。修持上的本体功夫和人品上的内涵功夫是分不开的，正如俗语所谓"养性还须德高"。修身养性与积功累德是分不开的。龙门派认为炼心养性不仅仅局限于精神或意识领域，以心制心难以达到目的，必须积行累德，在尘世中修炼，道德践履在修性中的作用很大。孙思邈集唐代以前众家之长，结合自己的亲身体验，创立了一套完整的综合养生长寿理论。这位道医十分重视德行的培养，认为如果不修德行，即使服用玉液金丹，也起不到延寿的作用。就是说如果没有良好的品德和操守，即使有了一定程度的命功修炼，也达不到延寿的目的。孙思邈的养生观中，继承了孔子的"仁者寿""大德必得其寿"的思想，把加强道德修养放在养生的重要位置。以德延寿堪称养生之首，德高神全，养生之要；德卑神散，养生大忌。张伯端认为，心性道德修养是排除魔障，以保证修炼顺利进行的重要条件。"大道修之有易难，也知由我也由天。若非积行施阴德，动有群魔作障缘"，"德行修逾八百，阴功积满三千，均齐物我与亲冤，始合神仙本愿"。可见，修道需积德。

其次，德行对养性的作用。良好的品德修养和道德操守对养性到底有怎样的作用呢？第一，良好的道德修养和品行可以使人获得积极的心理感受，拥有良好道德修养的人应该是乐观的，这样的心理感受能够提高机体免疫系统的机能，进而促进身体健康；第二，良好的道德修养和品行有助于建立良好和谐的人际关系，与人为善，不动气，不造作，从而保持健康；第三，良好的道德修养和品行可以使人坦荡无忧，内心安宁，促进身心健康。"君子坦荡荡，小人长戚戚"，"仁者不忧"，拥有坦荡的胸怀并且常怀仁义之心，身心自然健康。而且，心性上修养之完成，尽人可成，以本自具有，不欠缺分毫，修之即得。去幻弃染，返朴还淳，既而立超真境。可见，积德行善是养性的必要条件，而任何立志于养性炼心进而健康长寿的人都可以尽可能地发挥本性，形成良好的心性修养习惯和道德品行提升习惯。

（3）养性还须节制

《尚书·召诰》有"节性"之训，《吕览》继之言"节性"曰："是故先王不处大室，不为高台，味不众珍，衣不燀热，燀热则理塞，理塞则气不达，味众珍则胃充，胃充则中大鞔。中大鞔而气不达，以此长生，可得乎？……五者圣王之所以养性也。非好俭而恶费也，节乎性也。"故养性之道，即在于节性之方，务使不任其性情之极，而得其中和之道，则几矣。这是说不要任性情所为，而要注意节制，懂得中和之道，这样才是真正的养性。养性在节制。《道德经》云："治人事天莫若啬。""啬"是珍惜的意思，这句话的意思是要懂得珍惜精、气、神。啬神之法，也就是养性之术；啬神之要，又须节制情志，和七情以养神。对待自己则要"勿令心有不足"，一旦发现自己有不足之心，就须"自抑之令得起"。无论在何时何地都不要多欲多求，"多求则心疲而志苦"，会陷入"汲汲于名利"等追逐身外之物的境地，必然伤神而害生。故须常"内省身心"，使"志闲而少欲，心安而不惧，形劳而不倦"，以全神而长生。啬神之法，一言以蔽之，"屏外缘"而已。

懂得节制才能更好地养性炼心。综上所述，我们得出了"欲修大道先修性"的结论。一般人认为养生最重要的是养身，未免有舍本逐末之嫌。其实，应该以养性为本，心性修炼才是命功修炼达到高超境界的前提。我们应该在动静互摄中养性，并且重视德行对于养性的重要性以及节制对于养性的必要性。

二、佛教养性

（一）太白山佛教历史

西汉哀帝元寿元年（前2），佛教传入中国。在魏晋南北朝时，佛教盛行全国。梁武帝大通二年（528），高僧达摩归隐太白山茅庵，庵后有石洞，名达摩洞（眉县营头镇西熊耳山）。他在洞内面壁静修九年，达到无欲、无念、无喜、无忧的境界，并在此首创禅宗。

隋开皇十八年（598），修建仙游宫。仁寿元年（601），隋文帝修建灵塔，是年十月十五日，大兴善寺童真和尚奉敕送舍利至仙游宫建塔安置，更名仙游寺。唐显庆三年（658），在太白山下眉县齐家寨为玄奘禅师建西铭寺。孙思邈隐居太白山中，常来西铭寺与宣律禅师论道。唐永昌元年（689）八月，天竺婆罗门僧佛陀波利来到眉县太白山下，在大敬爱寺（今称净光寺）见到西铭寺上座澄观禅师，询问过志静在洛阳与日照三藏禅师校勘《佛顶尊胜陀罗经》（简称《陀经》）之情况。此时参与翻译《陀经》的顺贞和尚住在西铭寺。唐宪宗元和十一年（816）五月立八段碑（现存眉县政府食堂院内）。唐时境内佛教寺院，多为云游僧侣，挂单客居者多。太白山比较著名的寺院从山麓到山顶有仙游寺、教坊寺、建法寺、大敬爱寺、西铭寺、铁佛寺、清凉寺、轮武寺、大安寺、静林寺、凌云寺、蛟龙寺、蟠龙寺、蒿坪寺、中山寺、菩萨大殿等，其中佛事最盛的是仙游寺。

北宋时，太白山有三座规模较大的佛寺闻名凤翔府内外。一是斜峪关的蟠龙寺。嘉祐七年（1062）二月二十七日，凤翔府签书判官苏轼亲临此寺留宿一晚，题诗曰："入门突兀见深殿，照佛青荧有残烛……起观万瓦郁参差，目乱千崖散红绿。门首商贾负椒荈，山后咫尺连巴蜀。"横渠镇的崇寿院，同样留下了苏轼"再游应眷眷，聊以记吾曾"的诗句。二是眉县城南的净光寺。重建于宋元祐二年（1087），有前、中、后三座大殿，西边有僧人禅房数间，寺院古柏参天，香烟缭绕，十方僧人和尊佛众生终年不绝。同时建有一座七级浮屠塔（今存眉县政府大院的斜塔）。三是黑水河畔的仙游寺。宋嘉祐七年苏轼曾两次到仙游寺，他满怀兴致，留诗多首，对逼水塔上十六方天王鬼神飞仙缘做鉴定："虽吴道子莫能至。"给佛堂留有文笔俱妙的对联，上联为"客远红尘丛中到此俗缘尽了"，下联为"堂开白云窝里从兹觉岸齐登"，还在此制作"调水符"来调玉女泉水，至今被人们传为佳话。

金代是佛教在太白山的又一昌盛时期，著名寺院有惠济院、茅云庵、仙游寺。明代规模较大的佛寺还有石佛寺、洪武寺、九珑寺、黄鹤寺。

清代中叶，太白山佛道二教逐渐相混。在登太白山路上，佛教寺院、道教宫观交叉而立，一些信徒及善男信女"见庙就烧香，遇神便叩头"。在被喻为太白山行宫的清湫太白庙里，有十八罗汉雕像。真可谓官倡民随，佛道合一。

民国时期，山上寺庙、观庵尚有百余处。由于兵燹匪祸，境内佛教僧众大幅度减少，散居马召仙游寺、黑峪铁佛寺、斜峪关蟠龙寺、眉县净光寺。

中华人民共和国成立以后，人民政府分给僧人土地，让其自食其力。1958年，僧人皆加入人民公社，后因信仰及生活习惯与常人不同，30人迁

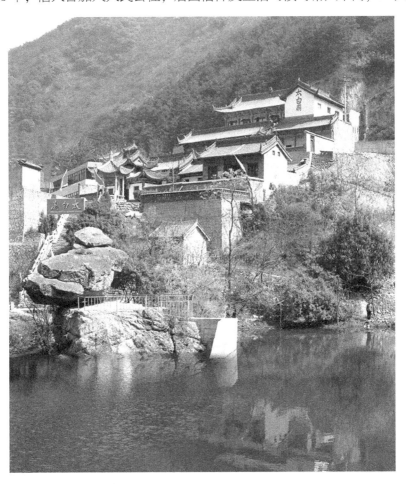

太白庙

居马召仙游寺。1984 年，除死亡和还俗者外，该寺有 7 名僧人。20 世纪 80 年代后期，各地陆续开放佛教活动，僧尼、居士逐渐增多。1990 年，有居士 4000 余人。2009 年，仙游寺、暖泉寺、清凉寺、梦泉寺、静林寺、蒿坪寺、铁佛寺、蟠龙寺、菩萨大殿等寺院，均有僧尼居持。

中华人民共和国成立后佛教几经兴衰，20 世纪 80 年代初逐渐兴盛壮大，1988 年在眉县营头静林寺建立佛教协会，从此僧尼、居士开始由佛协指导，实行自我管理，太白山佛教事业也逐渐兴旺。

（二）佛教的养生思想

1. 修心养生

与道教相同，佛教很注重炼心修性。佛教认为任何人都有佛性，佛性的高低由本人修行的深浅来决定。只有将"无量烦恼"去除，佛性才会呈现出来。

这里的"佛"指的是具有大智慧并且身心不受外物羁绊的人，也是佛教徒通过修行要达到的境界。佛教还比较注重对"善"的追求，认为"善"是炼心修性的根本，要内调心性，外敬他人，才能修炼成"佛"，最终得以长寿。

同时，佛教也重修德养生，认为只有修养出良好的品德，才能修习出好的心性。要达到这个目的，就必须在生活中时时注意保持心平气和，对遇到的难事、急事、坏事都要坦然处之，对给自己利益造成破坏的事，要大度宽容，不可小肚鸡肠。要广行善事，在帮别人的同时，自己的性情也会被陶冶。

2. 修身养生

修身养生主要包括两个方面：首先是内修，即通过元气调息从静入定，再由定而慧，最终达到修成正果的目的。要进行内修，要求做好前期准备，这些准备既包括物质上的准备，也包括精神上的准备。只有将准备工作做好了，才能全身心地投入修身养生中。准备工作内容为：备六项，调五事，弃五盖。"备六项"是修习的前提，也是基础，简单来说，就是要做到尊戒律、衣食足、居静处、保心静、寡欲望、多亲近（有识之士）。

"调五事"主要指调饮食、调睡眠、调身体、调气息、调心思。"弃五盖"，指将阻碍修行的杂念去掉。这"五盖"分别指贪欲盖、瞋恚盖、睡眠盖、掉悔盖、疑盖。其次是加强对身体的锻炼，即外修养生，如打拳、登山等活动。佛教强调外修养生必须要掌握"度"，锻炼不可不够，也不可过度。

（三）佛教养性特点

佛教有关精神方面的养生思想颇为复杂，它主要强调养心，即通过各种怡情养性的手段，努力使自己保持清静自然、精神愉悦，保持昂扬向上的状态，以达到调养心神的目的。下面就佛教养性的特点做一简要介绍。

1. 强调禅定

在佛家看来，人心本清静，只是受到外界各种物欲及幻想的诱惑才导致心念妄动迷乱，从而产生无尽的烦恼甚至疾病缠身。人不可能长生不死，即使修炼成佛，肉体也不可能永存于世。因而佛家养生主要强调一种开悟，即在认识的基础上达到超脱，祛除种种烦恼，不为物欲所困。只有在这种超脱的状态下才能杜绝疾病的发生。然而，要达到这种状态必须通过修行定性，参禅打坐，也就是所谓的"禅定"。佛家把禅定作为心理修炼的主要手段，坐禅入定，就是通过"以念止念、以心治心"的心理过程来增强人体自身生命运动，并调节控制运动的能力。何谓禅定？禅宗六祖慧能曾说："外离相曰禅，内不乱曰定，外若著相，内心即乱，外若离相，内性不乱，外禅内定，故名禅定。""禅"即"思维修""静虑"，它是指在寂静的心态下冥想，或者解释为"止观"。止者，静也；观者，虑也。"定"即"定心"。修炼者要跏趺坐，气沉丹田，静数呼吸，专心致志，排除一切杂念，不做妄想。久而久之，身心内明，求得欢愉、宁静、平和的心境，进入"禅定"的境界，即"入定"。

为什么用禅定的方法可以达到养生的效果？在修禅的过程中，修行者对外界刺激的感受降低，节制环境刺激对人的心理、生理活动的干扰，状态达到超凡脱俗，趋于涅槃寂静。通过禅定内心才能清静，只有清静，精神才能不涣散；唯有精神不涣散，身心才能健康，方能实现长寿。其实佛家的禅定养生法与中医强调的心理保健道理是相似的，即炼身调形，应首先主动地调摄精神。精神清静，意志安闲，心神安定，可以达到真气调和顺畅而不生病的状态。正如《灵枢·本脏》谓："志意和则精神专注，魂魄不散，悔怒不起，五脏不受邪矣。"虽然中医心理养生方式与佛家的禅定有一定的差别，但它们的养生宗旨都是一致的，即静心养性。

在佛教的所有派别中，以天台宗派创始人隋代智𫖮的禅定观最具有代表性。智𫖮将禅定分为三大类：一是世间禅，主要以观息（呼吸）为主，这是一种较为基础的禅定方法；二是出世禅，主要以观色（身体及物质世界）为主；三是出世间上上禅，主要以观心为主。其认为通过禅定而依次进入几个不同的层次和等级，从而达到一种超脱的状态。

由此可见，禅定是一种养生的方法，更是一种人生境界。它改变的是人的心境，要求人们做到"净心"，勿让"心有染"，进而改变人的身体。以"调心"为前提的禅定，必须消除私心杂念。孙思邈在《养性》篇中说："德行不克，纵服玉液金丹未能延寿。"嵇康认为："养生有五难。名利不去为一难，喜怒不除为二难，声色不去为三难，滋味不绝为四难，神虑精散为五难。五者必存，虽心希难老，口诵至言，咀嚼英华，呼吸太阳，不能不回其操，不夭其年也。五者无于胸中，则信顺日跻，道德日全，不祈善而有福，不求寿而自延，此养生之大旨也。"这说明良好的意念、稳定的情绪有助于全身的气血运行，促进疾病的痊愈。这种内在的渐修，正是最佳的养生之道。同时也与《素问·上古天真论》中"恬淡虚无，真气从之，精神内守，病安从来"的养生宗旨颇为接近。

2. 注重养德

佛家养德的思想包括两方面：其一，佛家认为道德通过情绪影响生命活动，因此加强道德修养可以制约情绪，进而调节机体的生命活动。由于人的情绪活动对爱憎取舍标准有一定的限制作用，而后者又取决于人的道德价值与是非善恶等道德意识，所以情绪的产生与道德状态有一定的联系。注重养德，可以保持乐观、积极向上的情绪，进而能增强人的身心健康。反之，不良的情绪会引发疾病，且多从中医学的五脏系统中表现出来。中医也对情绪引起的气机紊乱有详细的论述，如"恐则气下""惊则气乱"等。因此良好的道德可以消除"贪、嗔、痴"等烦恼,身心轻安,在客观上达到养生的效果。

其二,重视道德修养。孙思邈提出:"凡大医治病,必当安神定志,无欲无求,先发大慈恻隐之心,誓愿普救含灵之苦。"佛家养生同样强调道德修养,认为"自度度人"乃至"普度众生",乐行善施,众善奉行,并且行善不求回报,不贪名利。做到真诚行善,由此便能得到精神和心理上的慰藉和满足。《千金要方》中所谓的"夫养性者,欲所习以成性。性既自善,内外百病皆不悉生,祸乱灾害亦无由作,此养生之大经也",说的就是这个道理。佛教禅宗认为人本来就具有心性,若彻见此心性就可成佛,即所谓"直指人心,见性成佛"。《大般涅槃经》曰:"一切众生,悉有佛性。烦恼覆故,不知不见。"因此,要求把人生的全部活动都纳入促使"佛性"实现的轨道上,使自己的言行、意念等都符合道德规范,具有乐行、好施的品质以及大慈大悲的恻隐之心。佛家主张"长养慈心,勿伤物命"(弘一大师李叔同语),"谁道群生性命微,一般骨肉一般皮,劝君莫打枝头鸟,子在巢中望母归",要求人们不仅对人行善,即使对幼弱的动物也不要伤害。以慈悲为怀,普度众生,因为救助他人和一切生灵是大仁大爱的表现。施仁者怀有这样的慈悲情怀,不但可以做到开朗、乐观,与他人共同享受仁爱与欢乐,同时也可以节制自己的私欲,远离各种尘世烦恼,不做妄想,不致扰乱人体的正常生理活动。因为平衡了心的境界,内心保持宁静,就会回归人的本性,见到佛性,进而达到神清气爽之妙境,有益身心健康,得以延年益寿。可见,佛家的以德养性最终是为养心、养神服务的。

值得注意的是,禅宗倡导佛法即在世间,佛即自身,修身养德应"随缘任运",因此无须离世寻找,也无须离心外觅。"行住坐卧,运水担柴,无往非道",强调不必刻意地去修行、养德,应顺其自然,自觉地将其融入日常生活中。在每日寻常中修持,将禅宗之道渗透于日常生活之中,即所谓"佛法无用功处""恰恰无心用,恰恰用心功也"。这样的养心、养神的理论质朴无华,易于施行,有别于其他派别养生。由于禅宗在形成和发展中，其有关养生的理论和方法，融会了道教和儒家等各家养生之道，使得禅宗的养生观在中国传统养生学中占有重要的地位。

由上可见，无论是以"超凡"养生为目的的禅定，还是以"养性"为目的的养德都是为养心服务的。通过二者结合，获得轻安静寂之妙味，神宁形适之安乐，进而达到养生的效果。魏晋以后出现了儒释道三者兼容的现象，佛家养生说在向其他派别渗透的同时，也吸收了别派的一些经验，使佛家养生理论更为充实、丰富，佛教的养心始终为养生的重要表现形式。为了达到内心的宁静，佛教徒们提出了诸多修行的方法。

（四）佛教养生的方法

1. 饮食方面

佛教日常生活中的养生，体现最为明显的就是饮食方面。饮食对于人来说，是最基本的需要之一，《汉书》谓："民以食为天。"同时，饮食与人的身体健康关系十分密切。而佛家则通常以注重饮食来达到修行的目的，如《大智度论》中所说的"食为行道，不为益身"，就是指饮食可作为修行得道的条件。

怎样饮食，在佛教中也有详细的规定。如佛教文化中特别强调饮食要有节：不可过饱，亦不可太饥，同时要求饮食必须要按时。例如在《增一阿含经》中就提出："若过分饱食，则气急身满，百脉不通，令心壅塞，坐卧不安。"《增一阿含经》中还说道："若限分少食，则食赢心悬，意虑无固。"这些内容与孙思邈在《千金要方》中所表述的"饮食过多则积聚，渴饮过多则成痰"的基本思想正好一致，所以在佛教修行过程中，出家戒便明确规定"不非时食"，即"过午不食"或"日中一食"。在具体饮食内容方面，佛教的饮食与养生也有着密切的关系。

（1）素食

《涅槃经·四相品》等很多佛教经籍中都有"不结恶果，先种善因""戒杀放生""素食清净"等佛教养生思想，认为只要吃众生肉食便会断慈悲种。梁武帝时期颁布了《断酒肉文》，提出不进酒肉腥是出家僧侣必须遵从的行为准则。梁武帝本人也以身作则，要求自己"日止一食，膳无鲜胹，唯豆羹物食而已……不饮酒"。从此之后，汉族的僧人便开始全面吃素。从养生的角度看，肉食过多确实对身体有害，中医在此方面也早有论述。《黄帝内经·生气通天论》就提出"膏粱之变，足生大疔"，认为过食肥美的肉制品，多易产生大的疔疮。在《黄帝内经·异法方宜论》中也说："西方者……其民华食而脂肥，故邪不能伤形体，其病生于内……"提出西方人因多食肉类，使体盛脂肥，虽然外邪不易侵入，然而内满易滞，所以病多生于内。而生于内的疾病比外邪所致生于外的疾病更为严重。

现代科学研究也表明食肉过多，不仅会增加肠胃的负担，引发消化系统疾病，还会使胆固醇增高，血黏度上升。一些慢性疾病如高血压、高血脂、冠心病等与食肉也有关系。

近年来，越来越多的研究倾向于认为素食更利于健康、长寿。一是素食营养丰富。人体最需要而又最重要的营养物质糖、脂肪、蛋白质、多种维生素、矿物质、水在素食里全都有。二是素食使人聪明。《大戴礼记》云："食肉者勇敢而悍，食谷者智慧而巧。"前人的这种认识也在逐渐被现代科学所证实。三是素食可以抗癌，防治多种疾病。此外，素食还有美容、减肥，使人神清气爽等诸多益处。

（2）饮茶

茶与佛教的关系也非常密切。佛教的修行之法为"戒、定、慧"，而"定、慧"则可通过坐禅达到。禅宗在中国逐渐发扬光大，坐禅也成了出家人的必修课。如果不处于真正入定的状态或坐禅时昏沉，对禅修就会不利。基于以上原因，禅僧养成了饮茶这种习惯。唐代《封氏闻见记》中提出："（唐）开元中，泰山灵岩寺有降魔禅师大兴禅教，学禅务于不寐，又不夕食，皆许其饮茶，人自怀挟，到处煮饮，从此转相仿效，遂成风俗。"佛教文化中最初的饮茶主要是为了驱除坐禅中的睡魔与疲劳。饮茶不但有助于修行，而且还具有养生保健的重要功效。

早在茶被人们普遍饮用之前，中医就把它当作草药并且在治疗疾病中使用了。《神农食经》记载："茶茗宜久服，令人有力，悦志。"神医华佗的《食论》中也有记载："苦茶久服，益意思。"而在现代社会，经过广泛的科学研究和论证，认为饮茶有 61 种以上的保健功能，同时还对 20 余种疾病具有非常好的预防和辅助治疗效果。专家们经过对茶叶进行多方面的科学实验分析后鉴定，在普通的茶叶内含有各种有利于健康的化合物就有 500 种以上。

正因为茶有着种种功效，饮茶成了僧众们的主要生活内容。各种寺院内，都专设茶堂供寺僧进行饮茶、辩说佛理，或把茶堂作为待客之所。僧众们坐禅时，坐一炷香的时间后就要饮茶，用来提神集思。寺院住持请全寺僧众一起吃茶称为"普茶"；每逢佛教节庆大典时，寺院还要举行庄严盛大的"茶仪"。被后世尊为"茶圣"的陆羽，自幼被智积禅师收养。智积禅师好饮茶，陆羽专为他煮茶，久之练成一手高超的采茶、煮茶手艺。陆羽遍游各地名山古刹，采茶、制茶、品茶，结识了很多善烹煮茶的高僧，后来著成《茶经》一书，成为世界上最早的一部茶专著。这也反映了佛教与饮茶的关系。

（3）不饮酒

不饮酒是佛教中重要的戒律。除了出家众僧不能饮酒之外，在家居士受持"五戒"（不杀生、不偷盗、不邪淫、不妄语、不饮酒），在家修行的菩萨戒中都有不饮酒这一内容。一方面，佛教要求人们断除"三毒"（贪、嗔、痴），而饮酒被认为是一种物质生活享受，是要求必须禁止的。另一方面，佛教文化中还认为饮酒会使人乱性，会导致人产生很大的罪过，非常不利于修行。《四分律》对饮酒也有记载："佛告阿难：凡饮酒者，有十过失。何等十？一者颜色恶，二者少力，三者眼视不明，四者现嗔恚相，五者坏田业资生法，六者增致疾病，七者益斗讼，八者无名称，恶名流布，九者智慧减少，十者身坏命终堕三恶道。阿难，是谓饮酒者有十过失也。"酒精确实对身体有较大危害，饮酒过量危害更大，不仅会造成酒精中毒，引发各种疾病，而且会使人乱性丧智，行为失去控制，从而给自身和社会造成严重危害。

但是，释迦牟尼佛也懂得酒在医学上的应用，并允许在生病的时候用酒来治疗疾病。可见佛教的戒律也不是死板教条的。

2. 强调劳作

唐代马祖道一禅师制定了"丛林清规"，提倡农禅结合，习禅之时种地，寓禅修于劳作之中。其门下百丈怀海更进一步，还特将禅林劳作与修行相结合，倡导"农禅并重"，还提出"一日不作，一日不食"的说法。不仅禅门如此，劳动干活成了出家人必须做的事情，寺院劳作叫作"出坡"，目的在于节俭，自食其力，同时也是一种思想品行的修行。实际上，劳作这一方式，既改善了生活环境，也非常有利于养生。

3. 注重在修行中养生

修行，是每一个佛教徒一生努力践行的事情。根据每个人不同的特点及兴趣，修行又有多种方法，其中最常见的不外乎打坐、念佛持咒、磕头等。这些方式也有着十分明显的养生功效。

（1）打坐与养生

坐禅是佛教徒日常生活中必不可少的内容。《长阿含·大本经》中曾经记载："出家修道，诸所应作凡有二业：一曰贤圣讲法，二曰贤圣默然。""贤圣讲法"即读诵、讲解、研习佛典，"贤圣默然"指坐禅入定。这些内容被概括为"一禅二诵"。另外，《三千威仪经》也提出："出家所做事务有三：一坐禅，二诵经，三劝化。"佛教文化中坐禅也有种种方法，但大体来说，便是结跏趺坐、制心一处。从医学、养生的角度看，禅坐便是通过调身、调心、调息，以达到入静的目的。但从身心发展的变化来说，一方面，可以祛病强身、陶冶情操、延年益寿，预防和治疗人体的多种疾病；另一方面，还可以克服外界六尘的诱惑和内心七情六欲的困扰，使人的精神得以专注、安详，可以开启智慧，又可以解除人们内心的烦恼，祛除人的"心病"。禅定在养生中的作用可以通过中医的观点来说明，如《素问·上古天真论》就记载："恬淡虚无，真气从之；精神内守，病安从来。"说明了精神方面的安定、和谐在人体抵抗各种疾病和延年益寿等方面所具有的重要性。而佛教文化中的禅修，则正是"精神内守"，可以最大限度地发挥人体的自我调节功能，不断提高人体的再生能力和免疫能力。历代高僧的禅修实践证明了生命既在于运动，也在于"空灵虚静"，这充分说明了任何人都可以通过禅修来调动自己身体和心理所具有的巨大潜能，从而达到佛教养生的功效。

（2）其他修行方式

在佛教文化中，修行方式多样，每个人都可以根据自己的能力和兴趣选择修持的法门，诸多法门中，也蕴含着养生的功效。譬如拜佛，是佛教徒表示对佛陀的尊敬和祛除自己内心傲慢的一种方式。而这种方式从养生的角度来讲，便是全身的运动。在拜佛时，要合掌垂手松肩，这样正好拉开并放松肩、颈、腰以及附近的肌肉、韧带，使关节灵活，解除肌肉僵硬、酸痛等症状。而藏地的五体投地拜法，更是一种高强度的身体运动，无形中强健了体魄。除了养身之外，修行还强调修心。从戒律上来说，五戒便为不杀生、不偷盗、不邪淫、不妄语、不饮酒，要求清净心灵、弃恶行善、约束行为、涵养道德，使人具有一种慈悲为怀的博爱胸怀。修心，可以让人保持和发展乐观、积极向上的良好心态，进而不断增强人的身心健康。否则，各种不良的情绪可以导致多种病态，并且首先从中医学的五脏系统中表现出来，如因情绪不良所引起的气机紊乱。

因此，通过佛教养生所培养的良好道德修养可以消除"贪、嗔、痴"等各种烦恼，使人的身心轻安，从而在客观上让人体达到养生保健的最佳效果。总之，佛教文化的养生理念和意识表现在生活、修行的诸多方面，值得我们更进一步去探讨和研究。

第二节　中医养性

一、《内经》养性理论

《内经》是我国现存最早的医学典籍。该书以自然、生物、心理、社会的整体模式论述医学，涉及广泛，宏伟经典，我国古代的养性思想大多起源于此。

(一)《内经》的养性理论概述

养生思想是《内经》理论体系的重要组成部分，该书有数十篇涉及养生，有数篇专门讨论养生，如《素问·上古天真论》和《素问·四气调神大论》等。它的养生理论有着丰富的内容和鲜明的时代特色，对后世中医养生学说的发展产生了深远影响，而养性是其中重要的内容。养生不仅包括生理、躯体方面，也包括心理、精神方面，身心状况是相互影响的。《内经》中的养性理论以天人合一、形神统一、调神摄生为宗旨，强调养神与强身的统一，主张"强身先调神，护形先安神"。

《内经》中将养性的原则概括为："故智者之养生也，必顺四时而适寒暑，和喜怒而安居处，节阴阳而调刚柔。如是，则僻邪不至，长生久视。"即首先要顺应自然，适应四时变化，做到天人合一；其次要调节情绪，适应环境；再次要调节欲望，达到身心内外的平衡。

《内经》在继承先秦心理学思想和成就的基础上，将心理学引入医学领域，指导体质分类、人格划分、病因判断、病机分析、养生长寿、疾病康复及健康教育等方面，创造了独树一帜的中医心理学理论和实践，成为医学心理学宝库中的一朵奇葩。

中医养性理论历史悠久、源远流长、内容丰富，可追溯到数千年前的三皇五帝至夏商周时代，即中医心理养生思想的萌芽阶段。所谓"心理养生"，又称"心理调摄"和"心理卫生"等，是指遵循和运用心理学的原理和技术，保护和增强人的身心健康的原则和方法。

中医养性理论的原则有三：一是天人合一。指主动地遵循四时变化规律，适应自然环境的变迁，即"顺四时而适寒暑"。二是人与社会文化的统一。人必须主动地接受社会人文环境中的一切习俗、规范、伦理、道德等。因为人类赖以生存的社会文化环境是人类的归属需求，然而社会文化又是人类共同的行为准则，个人必须接受和遵循人类的共同行为准则，做到"和喜怒而安居处"。三是约束和协调个人需求与自然、社会资源短缺之间的矛盾。人的需求、欲望、动机是无限的，自然、社会所能提供的资源永远是有限的，无限的需求与有限的资源之间的矛盾是人类心理冲突的根本原因。人类只能主动地约束、调节自身的需求，缓解个人需求与自然、社会资源之间的对立，从而维持身心健康。《内经》心理养生的目标有三：一是保养正气，二是防御邪气，三是促进身心健康。保养正气可以维护生理健康，防御外邪可以预防疾病，促进身心健康可以延年益寿，因此养性是中医学的一大特色。

（二）《内经》养性的方法

1. 清静养神

清静是指保持心理需求、动机以及情感的平衡，使人处于一种淡泊名利和思想宁静的状态。养神即凝神敛思，神气内守。清静养神在心理上要约束个人的需求与动机，淡泊名利，情绪稳定，思想安静；在行为上表现出较强的顺应自然环境的主动性和适应性，是心理养生的重要措施。

调神摄生，首贵清静，其源于老庄道家学说。《道德经》十六章云："致虚极，守静笃。万物并作，吾以观其复。夫物芸芸，各复归其根，归根曰静，静曰复命。"《庄子·在宥》云："无视无听，抱神以静，形将自正；必静必清，无劳汝形，无摇汝精，乃可以长生；目无所见，耳无所闻，心无所知，汝神将守形，形乃长生。"各种诱惑或刺激，使心理过于躁动，神不内守，思绪纷乱，情绪不宁，必然扰乱脏腑，耗伤气血，轻者罹患疾病，重者催人衰老，缩短寿命。因而，提出养生之道贵在清静。

欲使心神清静，关键是保持心理上的"恬淡虚无"。《素问·上古天真论》云："恬淡虚无，真气从之，精神内守，病安从来？"《程氏易简方论》注云："恬者，内无所蓄；淡者，外无所逐；虚无者，虚极静笃，臻于自然。""恬淡虚无"即摒除杂念，控制欲望，淡泊名利，畅遂情志，心静神安。心静则不躁，神安则不乱，精气旺盛，神志内守，邪不能入，何病之有？

清静养神有利于防病祛病，促进健康。《素问·生气通天论》曰："清静则肉腠闭拒，虽有大风苛毒，弗之能害。"保持心理宁静，少忧无虑，情感平和，意志调顺，则人体正气充盈，肌腠固密，即使有很强的致病因素，也不会侵害人体。反之，心躁动而不静，则可能危及健康。清静养神可抗衰防老，益寿延年。《素问·阴阳应象大论》云："是以圣人为无为之事，乐恬淡之能，从欲快志于虚无之守，故寿命无穷，与天地终，此圣人之治身也。"心神清静可以起到抗老、延年益寿的效果。

清静养神的重要方法之一是淡泊名利和减少物质欲望。《素问·上古天真论》云："是以志闲而少欲，心安而不惧，形劳而不倦，气从以顺，各从其欲，皆得所愿……所以能年皆度百岁，而动作不衰者，以其德全不危也。"要做到淡泊名利、少思寡欲有赖于个人价值观的塑造。追求个人名利是欲望的根源，忧心忡忡，胡思乱想，永不知足，欲壑难填，使心神处于无休止的混乱之中，便会严重影响人体脏腑器官组织的生理功能，气化功能失调，气机紊乱，疾病丛生。《太上老君养生诀》总结为：薄名利，禁声色，廉货财，损滋味，除佞妄，去忌妒。此外，在日常生活中，保持达观的处世态度，也有利于清静养神。现实社会生活中，视觉的各种刺激常常是产生思虑、妄想的直接诱因，闭目制眼则视不能劳其目，欲不能惑其心，心静神凝则自然而生。在精神紧张、情绪激动、心神疲惫或心理压力较大时，闭目静思片刻，往往有使人心情平静、情绪稳定、思绪冷静、坦然舒畅之效果，从而达到养精蓄锐、精神内守、振奋意志的目的。总之，清静养神就是在心理和行为上表现出极强的天人合一、顺应自然的适应能力。

2. 节欲守神

节欲守神是指保持有节制的性欲和性生活，从而达到藏精以守神，它是调神摄生的有效举措之一。性欲是人类正常的生理和心理的需求，也是人体生命现象的重要特征。《礼记·礼运》云："饮食男女，人之大欲存焉。"性欲是随着人体的生长发育而成熟的，进入生殖成熟期后，就有正常的性心理和性生理需求，周期性和有节律性的性活动使人精神怡悦、情绪欢畅、情感满足，有利于身心健康。《老老恒言》云："男女之欢，乃阴阳自然之道。"性欲应该有适度的满足或宣泄，性活动的激发也应控制在合理的范围内。

精，是构成人体和维持生命活动的本原物质。《素问·金匮真言论》

云："精者，身之本也。"精不仅具有构成胚胎、促进人体生长发育和生殖机能成熟的强大作用，而且还是人体正气的物质基础，有抵御不良刺激和预防疾病的效果。生命的生长、发育、壮盛、衰老和死亡，无不根源于肾藏精气之盛衰变化，肾精充盛则身健寿高，反之则身弱寿夭。张景岳《类经·摄生类》曰："善养生者，必保其精，精盈则气盛，气盛则神全，神全则身健，身健则病少，神气坚强，老而益壮，皆本乎精也。"广成子曰："必静必清，无劳汝形，无摇汝精，乃可以长生。"精、气、神是人身之三宝，精是物质基础，气是机能活动，神是精与气存在和活动的反映。无精则无气，无气则无神，保精养气才能守神，三者相互依存密不可分，是节欲守神的基础。

纵欲无度，嗜欲无穷，耗损肾精，扰动神明，心身俱伤。性欲与性活动虽为人类所固有的本能，但是性欲的满足与宣泄应该是有度的，只有受到一定约束的性欲和适宜的有节制的性活动，才符合身心和谐的目标。《素问·上古天真论》告诫："今时之人不然也，以酒为浆，以妄为常，醉以入房，以欲竭其精，以耗散其真，不知持满，不时御神，务快其心，逆于生乐，起居无节，故半百而衰也。"纵欲或无节制的性活动其损伤是明显的，节欲贵在藏精气而不妄泄，精盈气充则能守神。房劳（性活动）过度，不仅损精耗气，而且会伤及神志，是早衰或夭亡的重要原因之一。保精贵在藏而勿妄泄，少欲方能守神而不耗。

节欲守神是养生的重要手段之一，具有防病抗衰老的功效。保持适度的性欲，维系有节制的性活动，既能保持正常和适度的性唤起并得到应有的满足或宣泄，又能正视人类的性心理需求，辅助和引导其性活动的达成和实现，才有真正的身心健康。

3. 适时调神

适时调神是指顺应一年四时气候交替变化的特征和规律，调摄心理状态和采取相应的行为方式的养生方法。根据"天人合一"的理论，人自身是一个完整的系统，同时也是生存于宇宙自然系统中的一个要素，受到宇宙自然环境总体规律（天道）的控制和影响，使人体的解剖结构、生理机能、病理变化、心理过程和行为方式等一切都与宇宙自然环境的结构、运动规律保持着同构、同步、同律以及相互感应的关系。人体的生理功能表现出对自然环境变迁的适应性调节和周期性节律，人的心理过程与行为方式显现出对自然环境、社会人文环境的归属需求和协调有序等特征。人依赖于自然环境和社会人文环境而生存，自然环境和社会人文环境的一切变化，常常直接和间接地引起人体的生理、心理和行为的改变，而且还必须对自然和社会人文环境的一切变化产生相应的反应和采取必要的应对。中医学从"天人相应"的整体观念出发，认为人体的健康与自然、社会人文环境的一切变化息息相关。《素问·四气调神大论》云："故阴阳四时者，万物之终始也，死生之本也。逆之则灾害生，从之则苛疾不起，是谓得道。"自然、社会人文环境的变化决定和控制着人及万物的生死存亡，只有主动地适应其变化，对自我的生理、心理和行为进行适时调整，使机体内环境适应外环境（自然、社会）才是养生的根本。

四时气候的周期性变化是自然环境变化的重要内容，对人体健康有最直接、最显著的影响。四时气候变化的规律表现为春暖、夏热、秋凉、冬寒四种典型内陆性气候特征，推动春夏秋冬四时气候变化的内部动力是宇宙自然中阴阳两种势力的相荡、相错、相推，形成阴消阳长、阳消阴长、阴阳交替消长的变化机制。《素问·脉要精微论》云："是故冬至四十五日，阳气微上，阴气微下；夏至四十五日，阴气微上，阳气微下。"于是便有气候特征上的春暖、夏热、秋凉、冬寒，万物生长周期上的春生、夏长、秋收、冬藏的变化规律，人类生命过程中生、长、壮、老、已的周期律，这样便实现了万物繁衍和生命的延续。适时调神的方法就是遵循春生、夏长、秋收、冬藏的规律，主动而积极地调整自我的心理状态。《素问·六微旨大论》概括为："从其气则和，违其气则病。"其主旨乃是养神调神。

《素问·四气调神大论》指出："春三月，此谓发陈。天地俱生，万物以荣。夜卧早起，广步于庭，被发缓形，以使志生，生而勿杀，予而勿夺，赏而勿罚。此春气之应，养生之道也。"春季阳气生发渐旺，阴气始降，气候温和，天地生物皆禀阳气而萌发生机，呈现一派生机勃勃，方兴未艾的景象。因而，春季养生的方法是顺应阳气生发、升散的趋势，行为方式上宜晚卧早起，户外缓步，披发宽衣，使形体舒缓放松；心理状态上要情绪舒畅，有欲望需求，切忌忧郁、恚怒、压抑等心态。

《素问·四气调神大论》指出："夏三月，此谓蕃秀。天地气交，万物华实，夜卧早起，无厌于日，使志无怒，使华英成秀，使气得泄，若所爱在外。此夏气之应，养长之道也。"夏季日照充足，雨量充沛，天地气交，气候炎热，阳气隆盛，阴气深藏。万物繁荣茂盛，呈现一派繁荣、旺盛、秀丽的自然景象。为了顺应夏季阳气隆盛，昼长夜短的态势，行为上宜晚睡早起，主动于外，充分接受阳光，增加户外活动；心理状态宜振奋情绪，积极进取，意志坚强，行动张扬，勇于追求，成就事业，使亢盛的阳气得以宣泄，切忌大怒等情绪抑遏阳气，使气机阻滞。

《素问·四气调神大论》指出："秋三月，此谓容平。天气以急，地气以明。早卧早起，与鸡俱兴，使志安宁，以缓秋刑，收敛神气，使秋气平，无外其志，使肺气清。此秋气之应，养收之道也。"秋季阳气内敛，阴气渐旺，秋风劲急，天高气爽，气温渐凉。人的行为方式上宜早卧早起，减少活动；心理状态上宜情绪稳定，意志宁静，限制欲望和需求，切忌随意妄动，收敛神气，以缓秋风肃杀之气对机体的影响。

《素问·四气调神大论》指出："冬三月，此谓闭藏。水冰地坼，无扰乎阳。早卧晚起，必待阳光，使志若伏若匿，若有私意，若已有得，去寒就温，无泄皮肤，使气亟夺。此冬气之应，养藏之道也。"冬季阳气深藏，阴气旺盛，冰雪覆盖，气温寒冷，万物皆处在闭藏状态。人类的行为方式宜早卧晚起，等待阳光，趋暖避寒，厚以衣被，固护阳气；心理状态上应约束需求，深藏欲望，勿外露志向，知足常乐，保守内向，切忌性格张扬、情绪激动，以适应阳气闭藏之态势。

顺应阴阳交替消长变化的规律，适时地调整自我的心理状态，及时地采取不同的行为策略，是适时调神的核心和所追求的目标。《素问·四气调神大论》云："夫四时阴阳者，万物之根本也。所以圣人春夏养阳，秋冬养阴，以从其根，故与万物浮沉于生长之门。"违背四时阴阳消长变化和升降浮沉的规律，人体的生理机能和心理过程就会脱离自然环境的影响或控制，即天人分离。天人分离就意味着人体内环境与外环境之间失去有序而和谐的关系，从而容易罹患疾病或早夭。故《素问·四气调神大论》强调："从阴阳则生，逆之则死。从之则治，逆之则乱。"

适时调神另一层含义是顺应一日时间节律而调神。《灵枢·顺气一日分为四时》云："以一日分为四时，朝则为春，日中为夏，日入为秋，夜半为冬。朝则人气始生……日中人气长……夕则人气始衰……夜半人气入藏。"一日之中人体阴阳之气亦存在交替消长的变化规律。《素问·生气通天论》有云："阳气者，一日而主外，平旦人气生，日中而阳气隆，日西而阳气已虚，气门乃闭。"一日昼夜，人体阴阳之气的消长变化、升降浮沉，犹如一年四时阴阳之气的生长收藏变化，人的生理机能和心理状态也随一日四时（平旦、日中、日西、夜半）的变化而呈现出周期性节律。因此，一日四时的调神方法为：清晨阳气始生，宜振奋精神、情绪；日中阳气旺盛，应精神饱满；日西阳气始入，应渐趋平静；夜晚阳气内藏，应安卧静谧睡眠。

适时调神所提供的是一般普遍性原则和方法，若能参照个人的心理特质（气质、性格等）加以灵活运用，更具有临床意义。

数千年历史的心理养生理论与技术，其目的是保持健康和预防疾病。健康不仅是人的基本权利，也是人人都希望拥有的最大财富。1984 年世界卫生组织提出："健康，不仅是没有疾病和身体的虚弱现象，而是一种在身体上、心理上和社会上的完满状态。"在防治躯体疾病的同时，医学的发展方向应该从心理、社会、自然等方面去干预人类的行为，人类的健康才能得到真正的维护，益寿延年才可能成为现实。《内经》以及后世医学心理学的发展，特别是《内经》中有关心理学的养生理论与技术，充分体现了身心健康的宗旨，并且涵盖了全部内容，具有很强的前瞻性和较高的学术价值。

二、中医治未病与养性

现代社会中一定比例的人处在亚健康状态，即非疾病非健康状态。部分亚健康状态的人表现为活力降低、适应力不同程度减退，他们自我有心理上的不适应感觉，感到精神不安、头痛、胸闷、失眠、饮食欠佳等，但经各种仪器和化验检查都没有呈阳性结果。从预防医学、临床医学，尤其是精神及心理医学的临床实际工作中发现，处于这种状态的人的数量是相当多的。

如何预防和有效治疗以上疾病，中医学宝库中蕴含的丰富的"治未病"思想和方法将发挥巨大作用。在中医学"治未病"的思想中养性是其重要的组成部分，养性理论强调形神并养，养神为主。《内经》集战国前医学思想与医学实践之大成，记述了不少"治未病"方面的理论和方法，其内容很广泛，有关心理调适的内容是其重要的组成部分。做好心理调适是保持身心健康的重要方法。下面，从几个方面谈谈中医学中"未病先防，既病防变"的心理调适方法。

（一）调神养性

庄子认为"养"有六层意思：滋养、培养、补养、保养、养育、修养；"生"是指人的生命。"养生"是对生命活力的滋补、培养，通过身心养护，以获得更加旺盛的生命力。在现代社会中，人们对身体健康的养护已达到较高的水平，给予了很高程度的重视，但是对于心理养生给予的投入和重视还显不足。在中医学理论中强调对外界社会的适应才能有"寿"，这种适应一方面表现为身体的劳逸、居处、饮食与外界环境的适应，另一方面表现为心理状态与外界环境的适应。

早在唐代，著名医家王冰就提出了调神的重要性，强调调神养心以养生，力求达到寡欲、宁静、致柔的境界。当前，在社会经济水平不断提高的同时，抑郁症、慢性疲劳综合征的发病率也在日益升高，全社会加强心理养生的重要性渐为突显。在日常生活和职业劳动中要注意缓解精神紧张、减轻脑力负荷，通过人们的身心健康促进社会经济快速持续发展，促进社会和谐。

（二）守神养性

中医认为，嗜欲不止、妄念过度、竭思不尽，则能扰动心神，影响身心健康。所以《素问·上古天真论》主张"志闲而少欲",要求人们清心少欲,以理收心。现代社会,人所受的诱惑太多,欲望亦多,加强理性的力量,心灵才会纯净,正如孔子所说"和为贵""仁者寿",做到心胸开阔,就能心静神悦。"不求静而自静也",可治疗"浮躁病"。预防心理疾病的发生要努力做到"内无眷慕之累,外无伸宦之形",才能使"外邪不可深入也"。在中医学思想中和现代社会的实践中,对人们共同的要求是"养神重德""嗜欲有度""顺时调神",做到这些可以帮助现代人缓解心理紧张、调适不良的心境状态,提高心理应对能力,适应时代的心理要求。

(三) 个体化养性

《内经》中早就提出了"阴阳五态人""阴阳二十五人"的理论,认为每个人的体质不同、体型不同、行为特征不同,所以每个人易患疾病不同。要根据不同人的不同心理、生理特点实施不同的养性方法。

(四) 五脏功能调整与养性

五脏是情志产生的基础,当五脏发生虚实盛衰变化时,往往对外界刺激极为敏感,会直接影响人的情志活动,产生相应的变化:肝阳偏亢之人,外界稍有刺激,就容易发怒;肺气虚之人,对外界非良性刺激的耐受性下降。所以将身体状态调整到健康水平,才是维持心理健康的基础。另一方面,情志活动对脏腑有反作用。经常保持"喜"的情志状态,可以使人气血畅达,营卫通利。喜、忧、思、悲、恐、惊任何一"志"的"过极",都会影响脏腑活动,成为致病的原因。

(五) 养性贵在形神并重

临床上有很多与心理异常相关的疾病,不能单纯从心理学角度出发,要随时有与"躯体疾病"相关的思维。比如脏躁,中医学认为此病的发生有其体质因素,但表现为许多情志症候;惊悸,此病的发生往往是体质因素和心理因素;失眠,少部分病例发生于体质因素,绝大部分病例发生于社会、心理因素。在实施临床治疗时,要有"心身并重"的方法,或以"治身为主,辅以调心",或以"治心为主,辅以调身",或"心身并治"。在针灸治疗中,著名医家黄甫谧就曾告诫我们要根据患者的"形、性、气、血"差异，运用不同的针灸方法。

（六）养性与治未病

"心理健康是健康的一半"，心理养生是 21 世纪健康发展的主题之一。预防疾病的发生较之治疗已患的疾病，对于个人和社会都显得更为重要。上工治未病，中工治已病，在"治未病"中心理养生是其重要的组成部分。个人心理健康了，就能够对抗紧张的情境，经受得住压力和挫折，积极安排好自己的生活，让自己的生活充满活力，为社会的和谐、发展、进步做出贡献。加强心理养生能达到"治未病"的目标，建议大家：从容应对压力，保持身心健康；有"心理问题"早重视，适当调整；注重人际和谐与心理成长。

三、中医养性思想探究

我国悠久的传统养生文化思想，一直将养性（亦称养心）放在重要的位置。我们的先人十分重视养性问题，强调精神因素对人体健康的影响，许多思想家、医家和养生家认识到"养生贵在养心"。在长期的社会生活实践中，经过不断的探索形成了比较系统的养性养生思想，并渐渐为当代社会所接受，成为我们今天研究心理健康学理论的一笔宝贵财富。

（一）形神兼养，以神为先

"形"是指人的形体和生理功能，"神"即是人的神志、意识，也就是人的心理。古代很多学者在探索世界本原的过程中，已经意识到形与神的辩证关系，认为只有人的生理与心理活动相互协调，人才能健康长寿。

人的生命，既要有"形"，即躯体，又要有"神"，即精神魂魄。形神合一，才是生命；形神相离，生命殆危。《素问·上古天真论》记载，上古之人"能形与神俱，而尽终其天年，度百岁乃去"，就是说，形神合一，才能长命百岁。而一旦"神气皆去，形骸独居而终矣"，失了"神"，独有形骸躯体，成了行尸走肉，很快就会死亡。我国传统医学早已指出，人体的形与神是相互依存、相互影响的，两者是相辅相成的辩证关系。形是指整个机体的五脏六腑、气血、骨肉、肌肤等，是人体客观的物质基础。而神，既指内在的精神意识、思维活动，又指人体生命活动的外在表现。形体健壮，脏腑正常，气血和畅，可使人精神饱满，精力充沛而精神旺盛，又可使人气血调和，荣卫（体内与体表的气脉）通畅，脏腑功能正常，促使形体健壮。古代《青囊秘录》中写道："夫形者神之宅也，而精者气之宅。舍坏则神荡，宅动则气散。神荡则昏，气散则疲。"意思是，"形"是宅舍居所，"神"是居住的人；形宅藏神，无形也无神；宅坏神气散荡，神气散荡则人体昏疲。所以明代名医张景岳在《类经》中也说："无形则神无以生，无神则形不可活。"

我国传统养生学还指出，形神兼养，以神为先。"神"是人体生命的主宰。因为"神"不仅表现为人的精神活动，而且也主宰着人体脏腑气血运行，卫外抗邪，护卫生命。晋代著名修炼家张湛在其《养生集叙》中提出："养生大要：一曰啬神，二曰爱气，三曰养形，四曰导引，五曰言语，六曰饮食，七曰房室，八曰反俗，九曰医药，十曰禁忌。"他把养神放在优先的地位。西汉著名历史学家司马谈的见解中也含有此意，他说："人之所以生者，神也；神之所托者，形也。神大用则竭，形大劳则敝，形神离则死，死者不可复生，离者不可复合，故圣人重之。由是观之，神者，生之本也；形者，生之具也。不先定其神形，而曰我有以治天下，何由哉！"司马谈把神视为"生之本"，把形视为"生之具"。

传统中医理论强调以养神为先，把神视为人的生命主宰者。"心主神明"，中医认为神藏于心之内，具有接受外来刺激和对外来刺激做出反应的功能（中医谓之任物）。《素问·上古天真论》云："精神内守，病安从来。"在强调形神兼顾的同时，又把发挥"心"的作用和保养精神作为养生的首要着眼点，这可以说是中国古代养生文化中的一个最突出的特点。现代科学已验证，人的精神风貌始终朝气蓬勃，可以促进机体的物质代谢、能量代谢，增强人的免疫力，有益身体健壮。尤其在充满竞争与挑战的当今社会，人们更多关注的是身体锻炼，而忽略自身的心理养生。"形神兼养"强调的是人们不仅要关注社会和环境因素对身体健康的冲击，同时要把"养心"与个体培养健康文明的生活方式结合起来，努力寻求和达到身与心的和谐统一。

（二）养心贵在养气

人体中的气，极其微妙，看不见，摸不着，却是维持人体生命活动的基本物质。中医学认为，人体是由骨肉、脏腑、气、血、经络等组成的。人体中的气，可分"元气""谷气"两大类别。所谓"元气"，来自人"受生之时"，即先天遗传的；所谓"谷气"，是指后天从空气和饮食调养中吸取的水谷精气化成。两者又相辅相成，互为转化。人体气机运行，升和降，出和入，都必须协调平衡，达到"气机调畅"，才能身体康健。一旦气机失调，或气滞，或气逆，或气陷，或气脱，或气闭，都是病理现象，各种疾患就会随之而来。正如《素问·举痛论》指出："百病生于气也。怒则气上，喜则气缓，悲则气消，恐则气下，寒则气收，炅（热）则气泄，惊则气乱，劳则气耗，思则气结。"所以古人谆谆告诫世人："养气者，养生之要也。"

那么，如何善养心气呢？其一，是端正心态。孟子说："吾善养吾浩然之气。"办法是"持其志，无暴其气"。他认为："夫志，气之帅也；气，体之充也。"意思是心志为心气的统帅，心志端正，心神稳定，即使遭到任何不测，也不会暴乱自身气机，心中浩然正气照常充沛。三国时的周瑜先是不畏强敌，心志弥坚，气盛天地；后来心志迷乱，气暴身亡。可见，孟子所说的"持其志，无暴其气"何等重要。其二，善养心气要时时处处把握"平意"，即心境思虑和谐适度。元代养生家邹铉在《寿亲养老全书》中说："少思虑养心气。"善养心气者，正是需要在"思虑"上把握分寸。汉代董仲舒说得好："心之所之谓意（思虑），意劳者神扰，神扰者气少，气少者难久矣。"心平则气和，心气和谐适度，神静气血调畅，以此养生，可获大益。其三，善养心气还要胸怀宽阔，豁达大度。因为只有这样，人才能心情舒畅、情绪稳定，可保持心理平衡，有益健康。唐代诗人白居易，雅号乐天，为官期间，曾多次遭贬。他没有被不幸压倒，以诗句"性海澄渟平少浪，心田洒扫净无尘"表达了坚定的自信和豁达的人生观。身处逆境，想得开、放得下的乐观自信和博大胸怀，是他健康长寿的一个重要因素。国民党将领、西安事变的组织者张学良享年 100 多岁，他在回答自己为什么能长寿时说："宽宏大量能长寿。"他被蒋介石软禁了大半辈子，通过钓鱼、下棋来排解忧愁，以平静来对抗愤怒，最终赢得了健康与高寿。雨果说过："世界上最广阔的是海洋，比海洋更广阔的是天空，比天空更广阔的是胸怀。"可见，胸怀豁达就没有什么容不下的事情。

（三）养德安神，欲望适度

中国古人非常重视高尚品质的培养，因为具有高尚道德品质的人善于调节自己的情绪。提起养生保健，人们往往关注的是衣、食、住、行等，而很少想到以德养生。据史料记载，春秋时期人的寿命很短，平均寿命只有 35 岁，但孔子却活到 73 岁，孟子活到 84 岁，这在那个时代可谓十分罕见。孔子终生主张"以德润身"，将养生与教养熔于一炉，首创修身养性的哲理。他从个人的教学生涯中得到启示，认为一个人奉守社会道德方能心情舒畅，无忧虑，得以长寿。有一次，鲁哀公与孔子谈论长寿的问题。他问孔子："知者寿乎？仁者寿乎？"孔子回答："知者乐，仁者寿。"在这里，孔子将自己以"仁"（道德仁爱）为核心的学说与延年益寿联系起来，认为仁者可以长寿。《寿世保元》也提到"积善有功，常存阴德，可以延年"。这是说，重视道德修养，充满仁爱，心地善良，常做好事，帮助他人，便可从中获得乐趣，给自己带来精神上的愉悦。活了 100 多岁的唐代药王孙思邈在总结其长寿经验时指出："性即指善，内外百病皆不悉生，祸乱灾害亦无由作，此养生之大经也。……德行不克，纵服玉液金丹，未能长寿。"在这里，孙思邈明确提出养德为养心的基础，是养生首务，既能防病，又能避祸。孙思邈不仅倡导养德与养生相结合，而且身体力行，他不受名利之诱，多次拒绝高官厚禄，献身医道，为大众解除疾苦。这说明良好的道德修养能维持脏腑阴阳协调与平衡。

然而，过度的欲望累德伤性，使人精神颓废，必须注意节制。过度的欲望是一种病态心理，庄子认为："将盈耆欲，长好恶，则性命之情病矣。"同时过度欲望也是损人身心健康，导致人行为越轨的主要原因。韩非子说："俗利甚于忧，忧则疾生，疾生而智慧衰，智慧衰则失度量，失

第三章　太白山养性文化

119

度量则妄举动，妄举动则祸难生。"道家宋尹学派还认识到过度的情欲会损害人的认知能力，指出："嗜欲充溢，目不见色，耳不闻声。"因此，道家主张少私寡欲，老子要人们"见素抱朴，少私寡欲"，教导人们"知足不辱，知止不殆"，要"甘其食、美其服、安其居、乐其欲"。庄子则告诫人们情绪不要被物欲所动，"物物而不物于物"。

节制人过度欲望的思想，从今天心理保健的角度来看，是有很大的意义和价值的。有害的情欲和过度的欲望是致病的主要因素，因而要想保持人的身心健康，"和畅性情，欲望适度"甚为重要，即运用理智和意志的力量控制情欲，努力消除其有害影响，创造一种良好的心理环境和状态。

（四）调畅情志，避免刺激

情志也称情感，它是人在接触客观事物时，精神心理活动的综合反映。情绪的产生是以客观事物和对象是否满足人的需求为基础的。当客观事物符合并满足人的需要时，就会使人产生积极的情绪，"人逢喜事精神爽"，即遇到一些高兴的事情会手舞足蹈欢呼雀跃。当客观事物不符合、不满足人的需要时，就会产生消极的情绪体验，如遇到一些不高兴的事情会表现出痛苦忧伤、焦虑悲观等负面情绪。但正常人的情绪反应是适度和恰当的，生活中表现为开朗、乐观、愉快、满意等积极的情绪总是占优势，这是人类热爱生活的表现。

中国古代医家和养生家都已经看到了不良情绪对人体身心健康的危害，《吕氏春秋·尽数》中说："大喜、大怒、大忧、大恐、大哀，五者接神则生害矣。"意思是过喜、过怒、过忧、过恐、过哀，这五者和精神相接，情志失调，会损伤精神。道家宋尹学派很早提出"忧郁生疾，疾困乃死"的思想。现代社会飞速发展，一方面，使人们享受着丰富的物质文明和精神文明成果；另一方面，社会生活中快速的节奏、频繁的应邀、激烈的竞争，也给人们带来了空前的心理压力和社会适应问题。如心理障碍、身心疾病及社会适应不良等，已成为影响现代人健康的主要因素。

中国古代心理健康内容非常丰富，并具有高超的心理治疗技术和宝贵的实践经验。因此，只要我们认真挖掘和总结，使之为今天的社会主义精神文明建设服务，对提高人民的健康水平，具有非常重要的意义。

第三节　儒家养性

儒家经典著作《大学》有云："富润屋，德润身，心广体胖，安泰舒适。"这句话的意思就是，财富能使房屋生辉，高尚的品德能滋润人的身心，心胸博大宽广，身体自然安泰舒坦。这番话既体现出儒家的思想特点，又表明这种思想与养生的关系：身体的安康取决于精神健康，精神健康又有赖于道德的完善。

一、儒家修身养性文化的形成与发展

在中国古代社会几千年的发展历史上，逐步形成了一种对每个人都具有普遍意义的文化现象，这就是修身文化。修身文化是讲修身之道的文化，它以"人皆可以为尧舜"的思想为出发点，以"圣人之德"为修身目标，展现了内涵丰富的修身文化体系。中国古代著名思想家和重要典籍，力求阐发修身文化，孔子讲："不能正其身，如正人何?"《中庸》提道："知所以修身，则知所以治人；知所以治人，则知所以治天下国家矣。"作为中国传统修身文化系统论述的重要典籍《大学》一书，它系统提出了"三纲领""八条目"。"八条目"中有"修身、齐家、治国、平天下"，其中，修身是核心内容。《大学》讲道："修身而后家齐，家齐而后国治，国治而后天

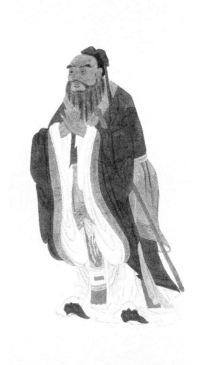

孔子

下平。自天子以至于庶人，一是皆以修身为本。"朱熹讲道："《大学》是为学纲目，先通《大学》，立定纲领，其他经皆杂说在里许。通得《大学》了，去看他经，方见得此是格物、致知事；此是正心、诚意事；此是修身事；此是齐家、治国、平天下事。"其认为《大学》是修身治国的纲目，是儒家经典的核心。关于"八条目"的地位和实质，朱熹认为："正心以上，皆所以修身也。"他说："《大学》一书，皆以修身为本。正心、诚意、致知、格物，皆是修身内事。曰：'此四者成就那修身'。"其认为"八条目"中"格物、致知、诚意、正心"，实质是为了修身。

中国传统修身文化底蕴雄厚，本身具备完善的体系，它以人性理论作为理论基础，以道德自律作为基本模式，以精神境界作为理想追求，从而形成了人性理论、道德自律、精神境界三位一体的文化。

（一）修身以人性理论为基础

中国传统修身文化内涵丰富，具有坚实的思想基础，其思想基础就是人性理论。

人性理论是一个历史悠久的课题。由于历史的局限，中国古代的人性理论不可能对人性做出科学的解释，但人性理论是历代思想家共同关注的问题，人性理论是随着时代发展而发展的，探讨的问题是逐步深入的。人性理论主要探讨人性是什么，它的本质是什么，它的根源是什么，它是先天的还是后天的，它的等级品次是怎样的，等等。通过人性理论的阐发，旨在说明人能否通过修身而达到理想的精神境界，历代思想家对此深入探究，形成了内容丰富而深刻的人性理论。

孔子的人性理论提出了一些原则性的问题，他讲道："性相近也，习相远也。"孔子这里所说的"性"，指的是人性，他把性作为人性理论提出来加以论说。在这里，他的意思是说，不论是圣人还是普通人，人的本性是相近的，不差上下，但由于后天的习染不同和环境的影响而相差甚远，人性随后天习染而有所改变。

孟子明确而具体地提出人性理论，他的人性理论基本观点是性善论，他讲道："人性之善也，犹水之就下也。人无有不善，水无有不下。"又说："乃若其情，则可以为善矣，乃所谓善也。"孟子认为，人性具有与生俱来的本然的善性，犹如水性就下一样。孟子的性善论认为，人性之中善的本质是先天就具备的，这种性善论其本意是启发人们如何恢复和保持先天的善性，他的思想出发点是注重后天的修养，使先天的善性得以扩充和发挥。

荀子的人性理论明确提出了自己的性恶说，他说："今人之性，生而离其朴，离其资，必失而丧之。用此观之，然而人之性恶明矣，所谓性善者，不离其朴而美之，不离其资而利之也。"这里的意思是说，人如果丧失其善性，证明人性是恶的。这是因为性是人生来就具有的资质，这种资质本来不会丧失掉，既然说丧失了善性，那么就说明性不是善的，那种所谓性善说，无非是把生来就有的资质加以美化，使之发挥其利而已。荀子讲道："今人之性恶，必将待师法然后正，待礼义然后治。"又说："性也者，吾所不能为也，然而可化也……注错习俗，所以化性也。"他主张改变人性之恶，要经过后天的人为努力，用师法教化、礼义引导才能使人为善。荀子性恶论的根本宗旨就在于承认人性是恶的，就是要让人们通过后天的努力来改变恶性，也就是他所讲的"化性起伪"，这种学说的积极意义就在于强调后天道德修养的作用。

进入汉代，董仲舒的人性理论很具代表性，其核心内容是性三品说。他说："圣人之性，不可以名性；斗筲之性，又不可以名性，名性者中民之性。"董仲舒把人性分为三品，即"圣人之性""中民之性""斗筲之性"。他认为圣人之性是上品，斗筲之性是"下质于禽兽"的，中民之性即"待渐于教训而后能为善"的性。董仲舒的性三品说是对孔子的"上智下愚""中人以上""中人以下"思想的进一步阐述，他的性三品说同样注重后天教化。

汉代人性理论具有代表性的还有扬雄的善恶相混说，他说："人之性也，善恶混。修其善则为善人，修其恶则为恶人。"扬雄认为，人性之中兼具善恶两种品性，二者混在一起，人性不是纯善或纯恶的。他提出善恶相混说的目的在于强调后天修身的重要性，修善就可以成为善人，修恶就会成为恶人，他表面上是在调和孟、荀，实际上却与孟、荀大同小异，在强调后天修身方面与孟、荀是一致的。

唐代的人性理论具有代表性的研究者有李翱，他在韩愈性情统一说的启发下，融合佛教的佛性说和灭情见性说，提出了灭情复性说。李翱对性与情进行比较，把二者区别开来，提出了性善情恶的观点。他说："人之所以为圣人者，性也；人之所以惑其性者，情也。喜、怒、哀、惧、爱、恶、欲七者，皆情之所为也。情既昏，性斯匿矣，非性之过也。七者循环而交来，故性不能充也……情不作，性斯充矣。"李翱认为，性是至善的，情是有善有不善的，圣人具有善性，而情是惑乱性的，情昏乱，善性则隐匿，情不发作，善性则会充实。李翱的人性理论最终是想说明，要恢复、扩充人们所具有的善性，最根本的是要灭情，也就是他所说的"忘情灭息，本性清明，周流六虚，所以谓之能复其性也"。

北宋时期提出人性理论比较著名的是张载，张载在人性理论方面提出了很多独到的见解。他首创两种人性的理论，即"天地之性"与"气质之性"。他说："形而后有气质之性，善反之则天地之性存焉。"又说："性未成则善恶混，故亹亹而继善者斯为善矣。"张载认为，后天的人性，作为特殊形体中个别的人性，由于气不同，出现了气质之性，这种气质之性是不纯的，因为气有清浊之分，性也有好坏、善恶之别，而"天地之性"则是纯一的，至善的，是天地共同的本性，这样，必须变化气质之性，回到天地之性。张载认为，天地之性是至善的，气质之性没有回到天地之性之前是善恶相混的，必须努力做到"善反"的功夫，这样才能返回到善的天地之性。

南宋的朱熹作为宋明理学的集大成者，在人性理论方面是两种人性理论的完善者，他上承张载、二程（程颢和程颐），比较完备地提出了两种人性的理论，论证了人性分为"天地之性"和"气质之性"。他说："论天地之性，则专指理言；论气质之性，则以理与气杂而言也。"又说："气质之性，固有美恶之不同矣。然以其初而言，则皆不甚相远也。但习于善则善，习于恶则恶，于是始相远耳。"朱熹在理气论的基础上，把性分为两种，一种是形而上的天地之性，一种是形而下的气质之性，形而上的天地之性是天理充塞其间，是至善的，形而下的气质之性是由于气禀不同而有善恶之分。他把仁义礼智四端看成是天赋的天地之性，是人性固有的，是至善的，他所说的气质之性，是从气禀不同来论证人的贤愚善恶，目的是强调后天修养、习善的重要性。

在中国古代，人性理论的内容特别丰富，并且随着时代的发展而日益深刻，在一个注重道德修养的国度里，这是一个突出而有特色的问题。人性理论之所以这样丰富，因为中国古代的修身就是修身养性，先秦至汉代的人性善恶之争，说到底是为后天的修养指出门径，或者是通过后天修养保持先天的善性，或者是通过后天修养改恶从善。汉唐时期的人性品级层次之分，也是为人们从低品次向高品次修养做论证的。到了宋元明清时期，两种人性的理论强调后天的修养，改变后天习染中不纯的一面，可达到尽善尽美的地步。中国古代这些丰富的人性理论为修身奠定了思想基础。

（二）修身以道德自律为基本模式

中国传统修身文化注重自我修养，强调道德自律意识，以此作为修身的基本模式。孔子注重道德自律，强调"修己"。他说："为仁由己，而由人乎哉?"又提出"修己以敬""修己以安人""修己以安百姓"等观点。孔子强调道德自律，注重自我修养，即"修己"，就是通过自己的主观努力来修养成为完善的人。"修己"的功夫做得好，就可以"敬"与"安"相结合，即内可以持敬，外可以安人、安百姓，把自身修养与治国安邦结合起来，具有明显的伦理政治倾向。孔子认为，道德自律是一个长期的过程，是一个人毕生坚持不懈的事情，他曾讲到自己是："吾十有五而志于学，三十而立，四十而不惑，五十而知天命，六十而耳顺，七十而从心所欲，不逾矩。"孔子自述修养的历程是从学、思、行三者连贯起来讲的，即十五开始学，到三十始成，四十、五十是在"思"的方面达到"不惑"和"知天命"，六十、七十是在"行"的方面顺从天命，行为符合道德标准，完成"修己"的功夫，这是一个从内心修养到道德实践的一套比较完善的修身之道。孔子具体阐发了道德自律的三个环节，一是"学"。他说："好仁不好学，其蔽也愚；好知不好学，其蔽也荡；好信不好学，其蔽也贼；好直不好学，其蔽也绞；好勇不好学，其蔽也乱；好刚不好学，其蔽也狂。"孔子所讲的"学"，是指加强修身，学好礼，方能立身做人，否则，仁、智、勇、直、刚等品格就要流入弊端，陷入种种欠缺之中，只有"学"，才能培养道德意识，提高道德境界。二是"思"。他说："君子有九思，视思明，听思聪，色思温，貌思恭，言思忠，事思敬，疑思问，忿思难，见得思义。"孔子在这里所说的"思"，即思考、反悟，是指心理的思维活动，是一种内省的修养方法，属于内心修养范围，可反省自己的视听言行是否符合道德规范，用思考的方法检查自己的言行，这是道德修养的重要途径和方法。三是"行"。他说："始吾于人也，听其言而信其行；今吾于人也，听其言而观其行。"孔子这里所说的"行"，从道德修养的方面来讲，指的是道德上的修行，是一种道德践履的活动。他认为，言与行应一致，要做到身体力行，看一个人，必须要看他的行为是否符合道德标准，他把行作为道德践履的活动，这是修身的重要途径。

《中庸》作为儒家经典，其中一个重要内容就是讲修身。《中庸》的道德自律思想对后世产生了深远影响，主要有以下几方面的内容：一是"中和"。《中庸》讲："喜怒哀乐之未发，谓之中；发而皆中节，谓之和……致中和，天地位焉，万物育焉。"朱熹注释说："喜、怒、哀、乐，情也。其未发，则性也，无所偏倚，故谓之中。发皆中节，情之正也。无所乖决，故谓之和……此言性情之德。"《中庸》主张性情修养应处于不偏不倚的状态，这是君子应有的品德。二是"慎独"。《中庸》讲："君子戒慎乎其所不睹，恐惧乎其所不闻，莫见乎隐，莫显乎微，故君子慎其独也。"《中庸》主张一个人独处而无人觉察时，更要警惕、小心，保持道德操守的自觉性，小心翼翼地按道德规范行事，这是一个人修养的重要方面。三是"尊德性而道问学"。《中庸》认为，君子既要尊崇天赋的善性，使之不散失，又要通过后天的学习来培养善性，改变因后天习染而造成的恶性。四是"率性之谓道"。"率性"指顺从和发挥本性，"道"即"天下之达道五……曰：君臣也，父子也，夫妇也，兄弟也，朋友之交也"。《中庸》认为，把人的本性发扬光大，就合乎道，主张人伦和道德规范出于人的本性，修身就是发挥人的善性，使人的行为符合道德规范的要求。

孟子的道德自律思想发展了孔子的"内省"修养方法，注重内心修养，主要讲了以下几方面的内容：一是"存心""尽心""求放心"。他说："君子所以异于人者，以其存心也。君子以仁存心，以礼存心。"又说："尽其心者，知其性也。知其性，则知天矣。"还说："仁，人心也；义，人路也。舍其路而弗由，放其心而不知求，哀哉！人有鸡犬放，则知求之；有放心而不知求。学问之道无他，求其放心而已矣。"孟子认为，人人都有良心，这种良心，就是合乎道德规范的善良之心。孟子所讲的"存心"，是指保存自己的善良之心不失掉；"尽心"是指尽量发掘内心的作用，穷思苦索，就能认识人的本性，从而进一步认识天命。他把良心、人性、天命三者密切联系起来，由尽心而知性，最后到达知天命，即天人合一的圣人精神境界；"求放心"，"求"即寻求、收回，"放"即丧失，"求放心"就是把丧失的良心寻回来。孟子所讲的"存心""尽心""求放心"，都是指内心修养的方法。二是"养气"。他说："吾善养吾浩然之气。"孟子所讲的"浩然之气"，指的是伦理方面的一种正气和气节，是一种内心的精神境界。他认为这种"浩然之气"是由内心的仁义日积月累所形成的，是性善的表现，是一种内心修养的过程。孟子的养气说，是一种主观修养方法，"浩然之气"被后人引申为刚强的民族气节，激发志士仁人在危亡关头表现出忘我的精神。三是"独善其身"与"兼济天下"。他说："故天将降大任于斯人也，必先苦其心志，劳其筋骨，饿其体肤，空乏其身，行拂乱其所为，所以动心忍性，曾益其所不能。"又说："居天下之广居，立天下之正位，行天下之大道；得志，与民由之；不得志，独行其道。富贵不能淫，贫贱不能移，威武不能屈，此之谓大丈夫。"还说："得志，泽加于民；不得志，修身见于世。穷则独善其身，达则兼济天下。"孟子强调，修身应在顺境中不迷失，逆境中不动摇，穷乏时要修好自己的善性，显达时要把这种善性扩展到天下。他注重大丈夫之气节，主张动心忍性，强调艰苦磨炼，这些都属于主观修养的范围，但其中所含的积极因素多为后人所阐发和运用，成为鼓舞人们奋进的精神力量。

荀子的道德自律思想可以概括为"化性起伪"。他说："故圣人化性而起伪，伪起而生礼义。""化性"即教化、改变人恶的本性，"起伪"即礼仪是人为的，主张通过后天修养，用人为的礼仪道德去教化、改变人性之恶。主要是思、学、行相统一的思想，他说："吾尝终日而思矣，不如须臾之所学也。"又说："学不可以已。……君子博学而日参省乎己，则知明而行无过矣。"还说："不闻不若闻之，闻之不若见之，见之不若知之，知之不若行之。学至于行之而止矣。行之，明也，明之为圣人……见之而不知，虽识必妄；知之而不行，虽敦必困。"荀子的道德自律思想注重后天修养，他把思与学做了比较，认为苦苦思索不如学重要，"学至乎礼"，才能认识明了，行动不犯过错；学与行相比较，行更为重要，行使知更为明了。荀子所说的行，指的是道德实践活动。

在宋代，张载的道德自律思想很有代表性，他在两种人性理论的基础上提出"变化气质"的思想。他说："变化气质……但拂去旧日所为，使动作皆中礼，则气质自然全好。"又说："为学大益，在自能变化气质……故学者先须变化气质。"张载认为，气质之性是由于阴阳二气不同，有善有恶。为了去掉恶的一面，他在修身方面主张变化气质。所谓变化气质，就是养气，做到以德胜浊气。怎样才能变化气质呢？他提出从两方面着手，一是学，通过学变化气质；二是行，改掉不当行为，使行为符合礼的要求。

北宋时期的程颢、程颐被后人称为"二程"，他们的道德自律思想有两方面的内容。一是关于"敬"的思想。二程讲道："所谓敬者，主一之谓敬。所谓一者，无适之谓一。"又说："学者须敬守此心，不可急迫，当栽培深厚，涵泳于其间，然后可以自得。"还说："《易》所谓'敬以直内，义以方外'，须是直内，乃是主一之义。至于不敢欺、不敢慢、尚不愧于屋漏，皆是敬之事也。但存此涵养，久之自然天理明。"二程所谓"敬"，是指内心的修养，要求整齐严肃，思想专一，内心有所主持，不涣散，不二用，敬守不失，不受外物干扰。这种思想强调，当外物诱惑时，能敬守内心所存之天理，保持纯善的本性，就可以在行为上没有过失，这是一种内心涵养功夫。二是关于"损人欲复天理"的思想。二程讲道："人心私欲，故危殆。道心天理，故精微，灭私欲则天理明矣。"二程讲的私欲指人心，天理指道心，"人心，私欲也，危而不安；道心，天理也，微而难得"。二程认为，人心即私欲，有了它，就使人危而不安，道心即天理，它微而不显。人有不善，皆是由私欲所造成的，人受私欲的诱惑而不觉悟，则天理灭尽。二程主张损灭人欲之私，以恢复彰明天理，使人为善。二程注重内心修养，其养气是讲内心修养，损灭人欲之私，也是从内心修养方面做起，这种思想在朱熹那里得到继承和发展。

朱熹的道德自律思想在宋代很具有代表性，主要有以下几个方面的内容：一是"革尽人欲，复尽天理"的思想。他说："学者须是革尽人欲，复尽天理，方始是学。"又说："人之一心，天理存，则人欲亡；人欲胜，则天理灭。"还说："言明明德、新民，皆当至于至善之地而不迁，盖必其有以尽夫天理之极，而无一毫人欲之私也。"朱熹继承了二程的损人欲复天理的思想，吸收了佛教的禁欲主义，主张天理人欲截然对立，提出革尽人欲之私，复尽天理，达到至善的境界，认为这就是学，这是一种内心修养功夫。二是"持敬"的思想。他说："持敬是穷理之本。"又说："敬非是块然兀坐，耳无所闻，目无所见，心无所思，而后谓之敬。只是有所畏谨，不敢放纵。"还说："无事时敬在里边，有事时敬在事上。有事无事，吾之敬未尝间断也。"其强调："'敬'字功夫，乃圣门第一义，彻头彻尾，不可顷刻间断。"朱熹认为，"持敬"是穷尽天理的重要修养方法。所谓"敬"，并不是无所作为，而是内心修养到谨慎的状态，时刻提防，不敢放纵自己的私欲，无论何时何地，都敬守勿失，不可间断。"敬"是一种内心修炼的方式，是指内心处于一种警戒的状态，实质是为存天理灭人欲服务的。

陆九渊和王阳明以心学为核心的道德自律思想，形成了修心说，也同样具有代表性。陆九渊的道德自律思想是建立在心学基础上的，主要有以下几个方面的思想：一是"复其本心"的思想。他说："复其本心。"又说："仁义者，人之本心也。"还说："蔽于意见而失其本心。""本心"，即本然之心，出于《孟子》"此之谓失其本心"。仁义道德是本心，是一种先天的善心，由于个人成见所蔽，这种本然之心丧失，必须加强内心修养，使其本然的善心不致丧失。这就是陆九渊所主张的"复其本心"的"简易工夫"，是一种反省内求的内心修养方法。二是"存心去欲"的思想。他说："吾心之良，吾所固有也。吾所固有而不能以自保者，以其有以害之也……夫所以害吾心者何也？欲也。欲之多，则心之存者必寡；欲之寡，则心之存者必多……欲去则心自存矣。"陆九渊认为，良心是固有的，关键是人欲之私损害了良心，必须去掉人欲之私，就能保存自己固有的良心。

王阳明从心学思想体系出发，在道德自律方面提出很多新的观点，主要有以下几个方面：一是"扫除廓清"的思想。他说："至善是心之本体。"又说："克己要扫除廓清，一毫不存方是，有一毫在，则众恶相引而来。"王阳明认为，心即理，至善之理存在于人的内心之中，必须保持内心清静，不为欲念所染，如果有一毫欲念，众恶就会相引而来，所以，其所谓"扫除廓清"，就是指清除心中欲念，是一种内心修养方法。二是"去人欲，存天理"的思想。他说："只要去人欲，存天理，方是功夫。静时念念去人欲，存天理，动时念念去人欲，存天理。"修养只需从内心做起便可以了，做到内心无人欲之私。三是"居敬主一"的思想。他说："居敬是存养工夫……是存养此心之天理。"还说："一者天理，主一是一心在天理上。"王阳明认为，"居敬"是指内心应时刻保持警惕，遵守勿失，这是一种内心修养的方法，目的是保存天理不致丧失；"主一"即内心专注，不为欲念所混杂，一心专注在天理上，"居敬"和"主一"都是指内心的修养。

总之，在中国传统修身文化中，道德自律意识是一种自觉的意识，主张在修身方面自我约束、严以律己。这不是个别思想家的主张，也不是仅在某一历史时期存在的思想，它是历史悠久而内容丰富的思想，是修身的基本模式。

（三）修身以精神境界为理想追求

中华民族是一个具有理想追求的民族，注重对精神境界的追求。在中国古代，精神境界理论是关于向往高尚的精神追求、实现理想的人生境界的理论。这种理论阐明人性的本质是善的，或可以为善，通过后天的修身恢复和保持先天的善性，或者改恶从善，从而实现理想的精神境界，主要回答和解决修身所要达到的目标是什么，人生理想的精神境界是什么。这种理论向人们指明人生的追求目标和努力方向，充分展现了修身的理想追求。

孔子提出了以"仁"为核心的精神境界理论。《论语》有："子贡曰：如有博施于民而能济众，何如？可谓仁乎？子曰：何事于仁！必也圣乎！"又有："子张问仁于孔子。孔子曰：能行五者于天下为仁矣。请问之，曰：恭、宽、信、敏、惠。恭则不侮，宽则得众，信则人任焉，敏则有功，惠则足以使人。"孔子认为，博施于民而济众，行恭、宽、信、敏、惠五者于天下，这都是圣王所必备的仁德，这种仁德是修身所要达到的理想境界，这就是仁的最高境界，仁的高尚精神境界。在孔子看来，可从以下几方面体现出来。他说："己欲立而立人，己欲达而达人。能近取譬，可谓仁之方也已。"这意思是说，自己要想树立的，也要使别人树立，自己要想达到的，也要使别人达到，这是一种同情与奉献心，是一种成己成人的精神。《论语》有："樊迟问仁。子曰：爱人。"又有："泛爱众而亲仁。"孔子认为，具备了仁德，达到了仁的境界，对他人则表现为慈爱之情。他说："仁者安仁。"又说："志士仁人，无求生以害仁，有杀身以成仁。"孔子认为，只要达到仁的境界，就会以仁为最高的价值而守住仁德，不能为求生存而违背仁，甚至在必要时，要杀身成仁。孔子以仁作为修身的理想目标，认为达到仁的境界，不仅能够自身持守仁的高尚品德，同时对他人也能以仁为准则，建立理想的人际关系，仁是理想的精神境界。

孟子继承了孔子关于仁的思想，并与义相结合，提出了以仁义为人生最高理想的精神境界理论。他说："仁，人心也；义，人路也。"又说："仁，人之安宅也；义，人之正路也。"还说："人皆有所不忍，达之于其所忍，仁也；人皆有所不为，达之于其所为，义也。人能充无欲害人之心，而仁不可胜用也；人能充无穿逾之心，而义不可胜用也。"孟子把仁义作为道德理想的最高境界，他认为人心是仁，人路是义，内心修养达到了最高境界，仁就充塞于心中，人则遵循正义之路，无论事亲与人伦、为人与处事，都充分体现仁义的境界。这种理论以人性善为基础，以心性修养为途径，达到仁义的理想的精神境界。

李翱以"诚"为核心提出了自己的精神境界理论，关于"诚"的思想，《中庸》讲道："诚者，天之道也；诚之者，人之道也。"孟子讲道："诚者，天之道也。思诚者，人之道也。"荀子讲道："君子养心莫善于诚。"李翱继承了这些思想，他说："诚者，圣人性之也，寂寞不动，广大清明，照乎天地，感而遂通天下之故，行止语默无不处于极也。"又说："道者致诚也，诚而不息则虚，虚而不息则明，明而不息则照天地而无遗。非他也，此尽性命之道也。"还说："无不知也，无弗为也，其心寂然，光照天地，是诚之明也。"李翱认为人是性善情恶的，通过灭情复性的修身途径则可以致诚。诚是一种圣人的精神境界，达到这种精神境界，人就处于不动心的状态，也就是不为外物所累、不为情欲所动的状态，就能无所不晓、无所不明，一切行为就会合乎善，这是内心修养所要达到的精神境界。

宋元明清时期，是精神境界理论进一步发展的时期，具有代表性的是张载的"至诚得天"的精神境界理论。他说："天人异用，不足以言诚。"其认为："至诚则顺理而利。"又说："诚者实也，太虚者天之实也。万物取足于太虚，人亦出于太虚，太虚者心之实也。诚者，虚中求出实。"张载在气一元论的唯物主义自然观的基础上，提出了"天人合一"的思想，认为人性源于天性，人道不违天道。太虚作为物质性的气，万物与人同出于太虚，人的修养达到了诚的境界，就能充分体会到天与人合而为一。人与天地万物为一体，这就是至诚得天的圣人的精神境界，他也称之为"民胞物与"的圣人精神境界。天地可称为父母，人与万物一样，生存于天地之间，都是由充塞于天地之间的气所构成的，那么，自己就会感觉到，民众是同胞，万物是同伴。

二程在天人合一理论基础上，提出了"仁者，以天地万物为一体"的精神境界理论。二程讲道："学者须先识仁。仁者，浑然与物同体。"又说："若夫至仁，则天地为一身。"二程认为，天与人是合而为一的，在这种天人合一理论基础上，仁者修养到与天地万物为一体的境界，就是圣人的精神境界。

王阳明的精神境界理论在这一时期也很有代表性，在心学理论体系基础上，他提出了"圣人之心以天地万物为一体"的境界。他说："至善是心之本体……夫圣人之心，以天地万物为一体，其视天下之人，无外内远近，凡有血气，皆其弟昆赤子之亲，莫不欲安全而教养之，以遂其万物一体之念。"王阳明认为，人心的本体是理，理存在于人心之中，是至善的，内心修养达到了以天地万物为一体的境界，没有物我之别，一心之理具备天地万物之理，这就是圣人的精神境界。

明清之际的王夫之在唯物主义自然观的基础上，发展了天人合一的思想，认为人道本于天道，天道与人道是合一的，他提出了"尽人道而合天德"的精神境界理论。他认为："'立人之道，曰仁与义'，在人之天道也……存人道以配天地，保天心以立人极。"又说："圣人尽人道而合天德。合天德者，健以存生之理；尽人道者，动以顺生之几。"王夫之认为人道的实质就是仁与义，这是至善的，是天道的体现，人行仁义就是人道不违天道，与天合德，达到尽人道而合天道的境界，这是修身所要达到的圣人精神境界。

在中国古代，精神境界理论阐明了修身的理想目标，向人们展现了修身的理想追求，使人们受到精神上的鼓舞，明确努力的方向。从总体上讲，不是在追求物质欲望的满足中获取人生价值，而是在高远的理想信念中追求精神境界的升华，不是追求物质欲望的享乐主义型，而是具有精神追求的理想主义型，精神境界是修身的理想追求。

总之，中国传统修身文化是以人性理论为思想基础的。人性理论是一个历史悠久的理论，中国古代的思想家很注重人性的探讨，而且随着时代的发展日益深化，这是中国传统文化的突出特点。之所以这样，是与中国古代重视人的修养分不开的。中国古代讲修身，主要指人的心性修养，历代思想家关于人性的探讨，为修身奠定思想基础，无论是人性善恶之争，还是人性品级层次之争，其目的都是通过后天的修养，使人保持和恢复先天的善性，或者改恶从善，或从低品次到高品次的提升。在人性理论的基础上，以道德自律作为修身的基本模式，最终目标是实现理想的人格和精神境界。

中国传统修身文化底蕴深厚、影响深远，其中优秀的传统文化可在当代大力弘扬。中国传统修身文化的现代价值可归结为以下方面：

第一，关于道德自律意识。道德自律意识就是人自觉地以道德准则来约束自己，严以律己，时刻保持一种主动自觉的意识，这是人的高尚品质。人贵在自觉，自觉是一种高深的文化涵养功夫，是完善人格的内在机制。一个人具备了这种文化涵养，就可抵御各种诱惑，不为外物所牵，在得失之间顺其自然，对身外之物，"来也不御，去也不追，乘夫天理，各安其性"。应大力弘扬道德自律意识，使之成为社会的风尚。

第二，关于追求精神境界。一个人不能沉湎于物质享受，在精神上应该有更高的追求，中华民族是一个具有理想追求的伟大民族，以崇高的精神境界作为不懈的追求，中华民族正是依靠对精神境界的执着追求，才能应对各种历史性的挑战，自强不息。当下应该弘扬追求崇高精神境界的优良传统，反对急功近利，反对享乐主义，使社会风气从根本上好转。

第三，关于实现社会和谐。社会基本的和谐体现在三个方面，一是人际和谐，二是群体和谐，三是人与自然的和谐。这三个基本的和谐有一个共同的基础，就是人的修身问题，修身是解决如何做人的问题，这是一个人立身处世的基本功。如果人人都讲修身，人人都会做人，那么，不仅人与人之间有一种和谐的关系，从而实现人际和谐，而且整个社会群体也会处于和谐有序的关系之中，从而实现群体和谐。这样，人与自然的关系也会和谐，从而实现人与自然的和谐。中国传统修身文化的深刻内涵，就是以人为核心，把人看作是社会关系中的人，而不是孤立的个体，展开了人与人之间、人与群体之间、人与自然之间的关系网，使之处于不可分割的相互依存的和谐关系之中。当下应该弘扬修身文化中关于和谐的优良传统，促进社会和谐。

二、儒家名人的养性观

(一) 孔子的养性观

1. 孔子的修身养性观

孔子（前551—前479），姓孔名丘，字仲尼，春秋时鲁国陬邑（今山东曲阜）人。孔子被尊奉为"天纵之圣""天之木铎"，是当时社会上最博学者之一。孔子也是一位长寿老人，他常年周游列国，推行他的治国理论，晚年开坛讲学，传播他的修身、治国等理论，如此劳作不辍可见其身体之康健。那么他是如何做到健康长寿的呢？要明白其中的道理，就要从孔子创建的儒家学说说起。他的学说以"仁"为核心，以"礼"为手段，讲"诚意、正心、修身、齐家、治国、平天下"的做人道理。正是因为孔子严格恪守以上准则，才成为德垂万代的圣人，也赢得了内心的平静与强大，从而健康长寿。

2. 孔子的养生之道

(1) 修身为本

孔子说："自天子以至于庶人，一是皆以修身为本。"怎样修身呢？"在明德，在亲民，在止于至善。"首先要净化自己，去掉社会的污染，树立先天明境，先正己后正人，以自己的光明品德感召人，使民自新，然后达到善的最高境界——"中庸之矣乎！"中庸之为德，达最佳境地，已到极点了。怎样净化自己呢？"知止而后有定，定而后能静，静而后能安，安而后能虑，虑而后能得。"人的思想总是动态的。邪念、妄念、杂念纷至沓来，静修知道止住，止住之后才能有定力，有定力才能心静，心静之后才能神安思凝，神安之后才能净化过滤，达到先天明境，去物欲，得精华，达到最高境界。所以每个人都应以修身为本，不修身，怎会做人，不会做人，焉能做事！想做事，先学做人，更何况治国平天下，更须先诚意正心，加强修身的功夫。

（2）诚意正心

孔子说："小人闲居为不善，无所不至，见君子而后厌然，掩其不善，而著其善，人之视己，如见其肺肝然，则何益矣？此谓诚于中，形于外，故君子必慎其独也。"这段话的意思是说，小人闲居独处，想做坏事已达极点。然而见君子却掩藏起来，掩藏其不善，而彰显其善良，反观自己，也会发现很多毛病。话又说回来，像小人戴上君子的面具又有何用？一个人内心如何，不论如何伪装都会露出原形，装诡诈就露出诡诈，所以人是丝毫欺骗不了的。因此，做人之道应该不履邪境，不欺暗室，光明磊落，表里如一才是。正所谓"修身在正其心者，身有所忿懥，则不得其正；有所恐惧，则不得其正；有所好乐，则不得其正；有所忧患，则不得其正。心不在焉，视而不见，听而不闻，食而不知其味，此谓修身在正其心"。此段意思是：修身在于正心，身有愤恨、恐惧、好乐、忧患则不能正心。只有心不在焉，视而不见，听而不闻，食不知味，这样修身才能正其心。也就是告诉人修身必须端正思想，树立正念，不能有邪恶念头。因为大怒伤肝，暴喜伤心，忧患伤肺，惊恐伤肾。喜、怒、忧、思、悲、恐、惊七情，是致病的重要因素，所以"喜怒哀乐之未发，谓之中；发而皆中节，谓之和。致中和，天地才能正其位而不偏，万物才能发育滋生繁衍。做人心正无烦恼，是健康之本；悲伤耗人气血，非养生之道"。上述说明做人必心存正念，不能心存歪邪。后面阐明心不在焉，即神不收摄，往外奔驰，所以看见东西像没看见似的；别人和他说话，他好像没有听见似的；吃美味时，口内咀嚼的不知是什么味道，这是另一个极端。这就是说修身必先神能收摄，心存正念，端正思想，修养品德。

孔子说："好而知其恶，恶而知其美，天下鲜矣。"看见人的优点，也要知道他的缺点，你所憎恶的人，也要知道他的长处。总之，要全面正确地看问题，不能失之偏颇。能够诚意正心，才能明辨是非、善恶、邪正，做事不致有误。

（3）忠恕之道

"夫子之道，忠恕而已矣。"何谓忠恕之道？尽己之力，全心全意帮助别人就叫作忠；推己及人，替人着想，体谅别人就叫作恕。对己要严，对人要宽。孔子说："己欲立而立人，己欲达而达人。"又说："己所不欲勿施于人，己之所欲亦施于人。"能将中国传统的优秀文化弘扬于世，则战争不再，世界和平，提高人类福祉，则指日可待了。

（4）学而时习之

孔子倡导积极学习和掌握道德知识。孔子要求他的弟子要"学而时习之"，在他看来，"好仁不好学，其蔽也愚；好知不好学，其蔽也荡；好信不好学，其蔽也贼；好直不好学，其蔽也绞；好勇不好学，其蔽也乱；好刚不好学，其蔽也狂"。意思是说，如果不学习，那么，仁德会变成愚笨，聪明就成为放纵无止境，诚实会受人利用，率直就成了尖刻，勇敢会变成犯上作乱，刚强就会变成狂妄。这就是六种品德与六种弊病。可见，孔子认为学是多么重要。如果不学，六种品德反而变成六种弊病。因此，他主张通过学习礼来约束自己的行为。孔子认为，仅有"好仁"之志而不去学习，则将一无所获。可见，尽管孔子有时过分强调修养内心活动，"我欲仁，斯仁至矣"，但他所重视的还是学。学的目的，就是使外在的"道"转化为内心的"德"。

（5）静思观仁

孔子曰："回也，其心三月不违仁，其余则日月至焉而已矣。"这是孔子赞扬他的学生颜回的话。说颜回人品端正，他的心长久不离开仁义道德。其余的弟子则不然，只能短时间不离开仁德。圣人的话有很深的含义，他说的话是内圣外王之道，对内求圣洁的心，清心寡欲，会做人了，才能治国安邦平天下。所谓"观仁"就是反省、思考自己的道德言行。孔子认为"学而不思则罔"，也就是说，学了之后，不加思考，就会迷惘不解。"思"是认识过程中的理性活动，是修养的重要一环。它包括对所学内容的伦理思考和对自己言行的自我检查。对自己言行做自我检查的"思"，就是所谓"内省""内自省""内自讼"。其认为君子有九思：视思明，听思聪，色思温，貌思恭，言思忠，事思敬，疑思问，忿思难，见得思义。在孔子的思想中，修养方法和认识方法又是完全一致的。总之，"学""思"结合的修养方法，体现了"仁礼"统一的理性主义特点，在一定程度上反映了认识（修养）的内在规律，是值得称道的。

（6）富而不骄，贫而不谄

子贡曰："贫而不谄，富而不骄，何如？"子曰："可也。未若贫而乐，富而好礼者也。"子贡是孔子的学生，他问孔子：贫穷的人不谄媚，富贵的人不骄傲，这种人怎么样？孔子回答说：还可以。然而不如贫穷者不仅不谄媚，而且心情还很快乐；富贵者不仅不傲慢自大，而且对人还很谦虚有礼貌，这样做人是最好的态度。孔子对安贫乐道的颜回赞不绝口。子曰："贤哉，回也！一箪食，一瓢饮，在陋巷，人不堪其忧，回也不改其乐。贤哉，回也！"说颜回一箪食（盛饭用的竹器），一瓢水，居住在小巷简陋的房子里，人都不堪其忧，但颜回仍然很快乐。颜回实在是贤德的人啊！

宋朝理学派颂扬说："人不堪其忧，回也不改其乐。是乐在其中矣！"其乐趣非富贵物质享受者所得而知，局外人是不知其妙境的。颜回之恬淡超脱，识破人间均虚幻，富贵名利皆朝露，静中见性是真乐。

（7）仁者寿

樊迟问仁曰："仁者先难而后获，可谓仁矣。"樊迟是孔子的学生，他问什么叫仁德？孔子回答说，吃苦在先，享受在后，就叫作仁德。子曰："知者乐水，仁者乐山，知者动，仁者静，知者乐，仁者寿。"这段话，孔子讲智者与仁者的性格差异，各有不同。聪明的人爱水，仁德的人爱山；聪明的人活跃好动，仁德的人安定沉静；聪明的人快乐，仁德的人长寿。这段话讲的仁者的含义，既有乐善好施的仁德，又有静坐"观仁"的修养，所以长寿。行善降祥，行恶降殃。仁者，既行善又练静坐"观仁"，焉能不长寿！

（二）孟子的养性观

孟子（前372—前289），名轲，战国中期邹（今山东邹城市东南）人。孟子传承并弘扬了早期儒家子思一派的思想。孟子一生对孔子十分敬仰，自称"乃所愿，则学孔子也"。终其一生思想精华作《孟子》七篇。凭此七篇，孟子奠定了他在儒家传统中的"亚圣"地位。

孟子继承和发展了孔子"仁者寿"的思想，提出两个对后世影响深远的养生哲学理念。孟子享年 84 岁，这在当时的生活条件下实属难得，而他的高寿与其独到的养生哲学是分不开的。我国古代的哲学家都注意到了精神与身体的关系，认为精神愉悦是身体健康的前提，所以在传统的养生学中，修心更重于修身。孟子在养生方面最主要的观点表现在他提出的"存心养性"的修养方法和培养浩然之气的高尚人格追求中。

1. 存心养性

"存心养性"，即"存其心，养其性"。在这一点上，孟子告诫人们要"存心养性"，这里的"存心"就是要人们保留人生而有之的"赤子之心"。孟子同时也提出"人性本善"的观点，他认为："恻隐之心，人皆有之；羞恶之心，人皆有之；恭敬之心，人皆有之；是非之心，人皆有之；恻隐之心，仁也；羞恶之心，义也；恭敬之心，礼也；是非之心，智也。"孟子这里的恻隐之心、羞恶之心、恭敬之心、是非之心，即仁、义、礼、智，皆为人的"本心"，也就是孟子提出的要"存"的"本心"。孟子认为保持人的本心，培养人的本性，这种安身立命的方法，可使人颐养天年。这一观点带有鲜明的儒家色彩。它要求人们一切都要从儒家的所谓道义出发，谨守"仁、义、礼、智"的道德规范，从而保持一个健康的心理状况。

具体来说，"仁"的提出要从孔子说起。孔子的"仁"的基本含义是"爱人"。首先，以孝悌为本。"孝悌也者，其为仁之本与。"其次，要将"仁"这种亲亲之情向外推广。孔子称："弟子入则孝，出则悌，谨而信，泛爱众，而亲仁。"最后，就是要"为仁由己"，孔子对此概括的说法是："为仁由己，而由人乎哉?"孟子的"仁"，是由孔子的"仁"继承发展而来的，具体内容有所发展。其一，孟子的"仁"不仅限于"亲亲"，其对象还扩展到与自己没有亲属关系的人。孟子提出"推爱"的方法："老吾老，以及人之老；幼吾幼，以及人之幼。"其二，孟子说："人皆有不忍人之心。"这里的"不忍人之心"即"仁心",进一步理解就是孟子所提到的"恻隐之心"。"义"的一般含义是指人之所以为人的实现途径。孟子说:"仁,人心也;义,人路也。"就是说,"义"是通向"仁"的道德行为总和的途径。其具体要求就是要"敬长"。"敬长,义也。""礼"和"智"则是从属于"仁义"的道德规范。"仁之实,事亲是也;义之实,从兄是也;智之实,知斯二者弗去是也;礼之实,节文斯二者是也。"这是说,所谓"智",就是了解"仁义"的道理而付诸行动并坚持下去;所谓"礼",就是对"仁义"的内容通过一整套仪式或程序表现出来并使之具有典雅性。孟子把"人性本善"的观点运用于养生哲学中,他提出,要人们保持住人生来就具有的仁、义、礼、智这些善的本心。他认为人变坏是后天造成的,婴儿的心是最纯洁的,所以他提出"大人者,不失其赤子之心也"。认为有高尚品德的人,能永远保持婴儿般天真纯朴的心境,保持所有"善"的本性,这样就能躲开很多纷争扰攘,使精神轻松,身心健康。所以唐代药王孙思邈在《千金要方》中说:"性既自善,内外百病皆悉不生,祸乱灾害亦无由作,此养性之大经也。"

现实生活中的情况也说明了这个道理。如果你第一次见到一个人,他看上去比实际年轻,而且为人开朗、真诚,乐意与人交往,经常都是很快乐,那么,你就可以预测他是一个长寿的人。因为这些良好的品质正是一个长寿的人所必须具备的。医学家对这些品质做过研究,结果发现:诚实能使人生活得坦然,使人保持最佳的心理状态,能够增强免疫系统的功能,抵御各种疾病的侵入,宽厚、善良使人健康长寿。另外,关爱他人能促进人际关系的和谐,而和谐的人际关系能使人获得精神上的平静,从而使人的各项生理指数都处于最佳水平,对健康是非常有益的。由此可见,要想健康长寿,就要保持好自己生而有之的良好"本心",养成良好的生活态度和生活习惯。

2. 培养"浩然之气"

培养"浩然之气",这是修养道德的目的,就是"养吾浩然之气"。"那一种气,是最伟大的,是刚强的,用正义去培养它,一点不加伤害,它就会充满上下四方，无所不在；那一种气，必须与道义相配合，否则就没有力量；那一种气，是正义的长期积累，不是靠偶然的行为就能获得的。"由此看来，孟子所谓"浩然之气"，指的是人的一种精神状态，一种气概，一种高尚人格。而由"浩然之气"体现的高尚人格，主要靠内心的培养，但同时也不排除外界的磨炼。

孟子认为养生最重要的还是关于"气"的培养。他非常重视精神意志与人体元气的盛衰，承认气是人生命的根本。孟子提出："夫志，气之帅也；气，体之充也。"另外孟子还提到"吾善养吾浩然之气"。孟子所说的浩然之气，正如上面提到的可以理解为天地自然之正气和人心中之正气。对于怎么养这种气，孟子认为要"配义与道"，就是说要从儒家所谓的道义出发，培养良好的心理状态，心地正直宽大，光明坦荡，从而保持一种旺盛的精神状态。反之，就会亏损。这种方法重道德，讲仁义，其根本的理念是以精神意志为主导，胸怀坦荡无私。培养好"浩然之气"的人必然道德高尚，就如同练好气功一样，有益于人体健康。所以，每一个人都应该"善养浩然之气"，培养高尚的人格。正所谓"富润屋，德润身，心广体胖"。孟子的养生观点，就是要人们保持自己善的本心，进而培养高尚的道德情操，远离不德不礼的事情，养成健康的生活习惯，从而达到养生的目的。也就是说，一切都要从儒家的所谓道义出发，理直气壮，从而使个体保持一种旺盛的精神状态。

中国传统医学认为，疾病发生的主要内因之一就是"七情"，即喜、怒、忧、思、悲、恐、惊。情绪波动过大，就会引发疾病，防止这种情况发生的最好方法莫过于提高自身的道德修养。现在中国传统养生学已经把立志养德看作是精神养生中重要的调神养生法。正如孟子提倡的那样，存"赤子之心"，养"浩然之气"，保持健康的心理状态，是养生保健的重要环节。心地善良、道德高尚、豁达大度，从中国传统医学的角度来看，有利于神志安定、气血调和、精神饱满，是养生的佳径。现代生理学研究也证明，良好的精神和心理状态能够影响内分泌，改善人体生理功能，增强抵抗力，有益于健康长寿。有个例子：一个人有一段时间一直头疼，中西医都治过了，就是没有效果。后来闲聊中得知，他是一家外资企业的白领，每天工作都很紧张，而且他和一位同事的关系处理得不好，长期处于压抑、焦躁的状态中。从中医理论而言，这是典型的精神紧张，心情抑郁造成的疾病。后来，他与同事通过坦诚沟通，改善了与同事的关系，自己又通过适度休养，调神养心，终于恢复了健康。这些都是对孟子"善养浩然之气"养生思想和儒家"大德必寿"的养生理论的最好说明。孟子的长寿就与他注意对自身保养有很大关系。孟子很重视生命，认为健康的身体是一切的前提，也正因为如此，他才积极地去探索养生之道。孟子认为只要养护得法，就一定能取得良好的效果，所以他平时就非常重视对自身的保养，高寿也就是水到渠成的事了。

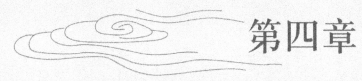

第四章

太白山养生养性历史名家

第一节　孙思邈与养生养性

孙思邈是我国历史上著名的医药学家和养生学家，在道教中被奉为"真人"，在中医学界被尊为"药王"。他认为"虽常服药物，而不知养性之术，亦难以长生也"。他明确提出养性密切关系到人的健康，若能把养性作为养生的主要手段，人就可以终其天年。

一、养性的意义

养性，是养生学的内容之一，它是古代一种涵养本性的保健方法。它主要通过涵养性情、调理身心，以达到延年益寿的目的。孙思邈在《千金要方》的"养性" "食治"和《千金翼方》的"养性" "退居""养生铭""枕中记"等篇中，发展了扁鹊、老子、列子、彭祖、葛洪等医、道家的养性思想，并结合自己的经验和见

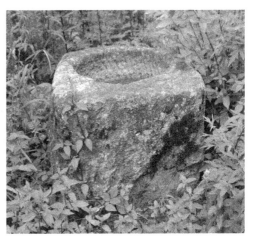

相传孙思邈捣药用过的石臼

解，形成了一整套养性理论和方法，丰富了我国医学宝库的资料。归纳起来，其养性的意义有两点：

1. 延年益寿。孙思邈在"养性"中开宗明义说："吾尝思一日一夜，有十二时，十日十夜，百二十时，百日百夜一千二百时，千日千夜，一万二千时，万日万夜，一十二万时，此为三十年。若长寿者九十年，只得三十六万时，百年之内，须臾之间。"因此，"不知养性之术，亦难以长生也"。他用详细的计算来说明养性与长寿的密切关系，强调只有善于养性，才能延年益寿。他自己深知其奥理，身体力行，终逾百岁，确实是极好的例证。

2. 预防疾病。孙思邈还说："夫养性者，欲所习以成性，性自为善，不习无不利也。性既自善，内外百病皆悉不生，祸乱灾害亦无由作，此养性之大经也。善养性者，则治未病之病，是其义也。"这里明确指出养性可以预防疾病的道理，符合"恬淡虚无，真气从之，精神内守，病安从来"之旨。另外，孙思邈还一再告诫我们，养性之关键在于"德"，要求"百行周备"，视名利为"若存若亡"，如果德行不充，纵服玉液金丹，也难以延寿。所有这些，对于养生学都有一定的现实意义。

二、孙思邈的养生养性方法

孙思邈的养生养性方法很多，他对七情、饮食、起居皆有规定。而且要练导引吐纳之术，才能"形与神俱，而尽终其天年，度百岁乃去"。现将其主要方法简述于下：

（一）精神调养

孙思邈养性的主要方法是"啬神"，也就是"抑情"。这种养生方法是对庄子恬淡无为的养生之道的继承和发扬。他说："是以圣人为无为之事，乐恬淡之味，能纵欲快志，得虚无之守，故寿命无穷。"他引经据典对这一方法进行了深入论证："夫上古圣人之教也……恬淡虚无，真气从之，精神内守，病安从来？是以志闲而少欲，其心安而不惧，形劳而不倦，气从以顺，各从其欲，皆得所愿，故甘其食，美其服。"他又引用嵇康的养生名言论证说："养生有五难。名利不去为一难，喜怒不除为二难，声色不去为三难，滋味不绝为四难，神虑精散为五难。五者必存，虽心希难老，口诵至言，咀嚼英华，呼吸太阳，不能不回其操，不夭其年也。五者无于胸中，则信顺日跻，道德日全，不祈善而有福，不求寿而自延，此养生之大旨也。"这都是说清心寡欲有益心理健康，可以延年益寿。相反，情欲过盛则百害无益。"才所不逮而强思之伤也……深忧重恚伤也，悲哀憔悴伤也，喜乐过度伤也，汲汲所欲伤也……久谈言笑伤也……欢呼哭泣伤也……皆损年寿。"他从中医理论的角度出发对其机理进行了探究："多思则神殆，多念则志散，多欲则志昏，多事则形劳，多语则气乏，多笑则脏伤，多愁则心摄，多乐则意溢，多喜则忘错昏乱，多怒则百脉不定，多好则专迷不迷，多恶则憔悴无欢。"在所有这些情欲中，他认为对健康影响最大的是"怒"和"喜"。因为，"暴怒伤阴，暴喜伤阳"，故"喜怒不节"，"生乃不固"。因此，他提出了"摄心静虑""守真慎静"的养身观点，要"少思，少念，少欲，少事，少语，少笑，少愁，少乐，少喜，少怒，少好，少恶"。

至于如何减少这些情欲，他提出了很多具体的方法。首先，要解决人的认识问题，要认识到人的生命和健康是人生中最重要的东西，而功名利禄乃是次要的东西，人们不可舍本逐末。他说："人生所贵，莫贵于生。"又说："生不再来，逝不可追，何不抑情养性以自保？"还说："口目乱心，圣人所以闭之；名利败身，圣人所以去之。故天老曰，丈夫处其厚不处其薄，当去礼去圣守愚以自养，斯乃德之源也。"其次，要正确理解和处理人在社会中遇到的各种问题。譬如，要正确对待贫富："居贫勿谓常贫，居富勿谓常富。居贫富之中常须守道，勿以贫富移志改性。"要知足常乐，切记："居处勿令心有不足，若有不足，则自抑之，勿令得起。人知止足，天遗其禄。所至之处，勿得多求，多求则心自疲而志苦。"要正确对待爱和恨，他说："凡心有所爱，不用深爱；心有所憎，不用深憎，并皆损性伤神。亦不用深赞，亦不用深毁，常须运心于物平等。如觉偏颇，寻改正之。"在与人交往接触时，要正确把握自己的情绪："众人大言而我小语，

第四章　太白山养生养性历史名家

147

众人多繁而我小记，众人悖暴而我不怒。"他还提出了用读书和诉说的方法来解除人的心情郁闷："人性非合道者，焉能无闷。闷则何以遣之？还须蓄数百卷书。"还说："凡居家，常戒约内外长幼，有不快即须早道，勿使隐忍以为无苦。"这一方法与现代医学心理学中预防和治疗抑郁症的心理疗法完全一致。

总之，孙思邈认为养性首先要精神愉快，情志安和，切莫大怒大欢，悲愁不宁，"怒甚偏伤气，思多太损神。神疲心易役，气弱病相侵"。需要常修善事，适性调养。还要做到"十二少，即少思，少念，少欲，少事，少语，少笑，少愁，少乐，少喜，少怒，少好，少恶"，否则，"多思则神殆，多念则志散，多欲则志昏，多事则形疲，多语则气乏，多笑则伤脏，多愁则心慑，多乐则意溢，多喜则忘错昏乱，多怒则百脉不定，多好则专迷不治，多恶则憔悴无欢"。并说："此十二多不除，则荣卫失度，血气妄行，丧生之本也。"若能喜怒有节，保持心情欢愉，一定能身体健康，百病不生。

（二）饮食调养

饮食，乃人体赖以生存之本。《素问·脏气法时论》云："五谷为养，五肉为益，五果为助，五菜为充，气味合而服之，以补精气。"因此要饮食有节，方能滋养五脏六腑、四肢百骸。孙思邈对饮食在养生中的重要作用认识得尤为深刻。在论述饮食养生的意义时，他认为"饮食之患，过于声色"，因为"声色可绝之逾年，饮食不可废于一日"。因此，"安身之本必资于食，不知食宜者，不足以存生也"，"是故食能排邪而安脏腑，悦神爽志以资血气。若能用食平疴，释情遣疾者，可谓良工。长年饵老之奇法，极养生之术也"。关于饮食养生，孙思邈提出了两种方法，一是清淡，一是节制。他认为，膏粱厚味，对人无益，肉食入口"喜生百病"，五味过多，则伤五脏，"故每学淡食"，"使米脂入腹，勿使酒脂入肠"。因此，他要求人们（特别是老人）常食清淡之味，"常须少食肉，多食饭及少菹菜"，"大小麦面，粳米等为佳"，"乳酪酥蜜，常易温而食之"。在谈到饮食的节制时，他说："食不可重餐。"要"饮食以时，饥饱适中"。反对暴食暴饮，他认为："若贪味多餐，临盘大饱，食讫，觉腹中彭亨短气或致暴疾。"因此他提出："是以善养性者，先饥而食，先渴而饮。食欲数而少，不欲顿而多，多则难消矣。常欲令饱中饥，饥中饱耳。"他还提倡进食要细嚼慢咽："美食须熟嚼，生食不粗吞。"饭食的温度应该适中，他说："热食伤骨，冷食伤肺。热无灼唇，冷无冰齿。"关于饮酒，他认为"饮酒可以陶性情"，但是，"饮酒不欲使多"，"勿令至醉"，饮酒过多"腐烂肠胃，渍髓蒸筋，伤神损寿"。奉劝人们"饮酒忌大醉，诸疾自不生"。

在继承葛洪和陶弘景服食思想的基础上，孙思邈对饮食内容进行了系统深入的研究，首创了我国的科学食疗理论。他认为："是以毒药攻邪，五谷为养，五肉为益，五果为助，五菜为充。"因此，他主张对一些疾病可先用饮食疗法，若其无效再用药疗。他说："夫为医者，当须先洞晓病源，知其所犯，以食治之。食疗不愈，然后用药。"因为他认为食疗具有副作用小的优点，而"药性刚烈，犹若御兵，兵之猛暴，岂容妄发，发用乖宜，损伤处众。药之投疾，殃滥亦然"。因此，他收集了很多食疗验方。仅在《千金要方》一书中就记载了 154 条，食品种类多达 236 种。其中大多数是与人类生活关系密切的果类、蔬菜类、谷米类、鸟兽虫鱼类等常见之物。孙思邈的学生孟诜在此基础上加以阐发，著成了《食疗本草》三卷，从而对唐宋时期的饮食疗法的发展产生了重大影响。

孙思邈对饮食调养有很多精辟的论述，综合起来，有美食须熟嚼，生食不粗吞，食欲数而少，勿使酒脂入肠，食上不得语，夜勿过醉饱，食毕当漱口，食饱行百步，当以手摩腹，以及"常欲令饱中饥，饥中饱耳"。要求吃饭时须细嚼慢咽，不宜过饱，不要吃难消化的食物，饭后要漱口、散步。并指出，如不这样做，便会生发各种疾病，如损伤胃肠，消化不良，重结积聚，损伤牙齿，以致伤神损寿等。还说"若要无诸病，常当节五辛"，否则五味偏嗜会损伤五脏：酸多伤脾，苦多伤肺，辛多伤肝，咸多伤心，甘多伤肾。这些从生活实践中总结出的经验，均具有一定的科学道理。

（三）起居调养

孙思邈说："善摄生者，卧有四时之早晚，兴居有至和之常制。"对于四时起卧，他讲述得可谓淋漓尽致。春季要晏卧早起，夏秋要侵夜乃卧而早起，冬季要早卧而晏起。如照这样去做，均对身体有益。并且规定早起莫在鸡鸣之时，晏起莫在日出之后。在酣卧之时，冬季宜冻脑，春秋季宜脑足俱冻，夏不宜露面，冬不宜覆头，坐卧莫当风，频于暖处浴。还要卧时常习闭口，不要大声说话，其姿势以"屈膝侧卧，胜正僵卧"，等等。此外，他还要求"从四正"，即言行坐立的准则，要求谨慎言语，不要浮思妄念，不宜久行、久坐、久立，否则久行伤筋，久坐伤肉，久立伤骨。主张劳逸适度，达到行不疾步，坐不久处，立不至疲等。

在日常生活中养成良好的卫生习惯是孙思邈养性方法的另一个重要内容。孙思邈认为密切关系人的健康的养性与人的生活息息相关，因此必须贯彻于日常生活之中，在生活起居的各个方面都应该养成良好的卫生习惯。例如，他提倡早睡早起，"早卧早起，与鸡俱兴"，"夜卧早起，广步于庭"。要"先寒而衣，先热而解"。要注意衣着、身体的清洁。衣物应"勤洗浣，以香沾之"，身体"数沐浴，务令洁净"，如此就能"神安道胜也"。要注意口腔的卫生，"平旦以清水漱口"，"食毕当漱口数过，令人牙齿不败，口香"。睡觉也讲究"凡眠，先卧心，后卧眼"。在《保生铭》中，他把良好的卫生习惯做了科学的综述："睡不苦高枕，唾涕不远顾，寅丑日剪甲，理发须百度。饱则立小便，饥乃坐漩溺。行坐莫当风，居处无小隙……每夜洗脚卧，饱食终无益……思虑最伤神，喜怒伤和息，每去鼻中毛，常习不唾地。"以上详尽的论述，真乃前所未有，值得整理总结，加以推广。

（四）导引调养

孙思邈运用各种导引吐纳按摩之术养性，至今仍有一定的参考价值。主要有以下几种：

1. 内视：即黄帝内视法，是一种导引方法。首先要求"存想思念，令见五脏如悬磬，五色了了分明"，然后再于"每旦初起，面向午，展两手于膝上，心眼观气上入顶，下达涌泉，且且如此"，"常以鼻引气，口吐气，小微吐之，不得开口，复欲得出气少，入气多，每欲食送气入腹，每欲食气为主人也"。先静念，后练迎气、食气的养性方法，经常练习可以健身。

2. 炼精：孙思邈说："朝朝服食玉泉，琢齿，使人丁壮人有颜色，去三虫而坚齿。"具体方法是，在早晨未起床之前，使口中津液贮满后吞之，再琢齿二七遍。长此以往，可以使人面色红润、身体健康、牙使坚固而不龋坏。

3. 吐纳：即练六字气诀。具体方法是：先解带正坐，叩齿三十六次，定神后再搅口中浊津，漱炼二三百下，候口中成为清水，即低头向左而咽之，以意送下，候汨汨至腹间，即低头。然后开口先念"呵"字，以散心中毒气而补心元；再念"呼"字，以散脾中毒气而补脾元；又念"咽"字，以泻肺中毒气而补肺元；又念"嘘"字，以泻肝中毒气而补肝元；又念"嘻"字，以泻胆中毒气而补胆元；又念"吹"字，以泻肾中毒气而补肾元。如此者各六次，每天晨练一次，可以防治五脏六腑之病。

4. 按摩：即天竺国按摩法，共有十八式，即两手扭挟，如洗手法，两手浅相交叉，又翻向胸；两手相捉，按摩胃脘部以手如挽弓状，重从胃脘部而徐徐掖身，作拳向前筑（用力），作拳却顿，此是开胸法；如拓石法，以拳反捶背，两手扶地，缩身曲背，向上三举，两手抱头，宛转胃脘；大坐斜身偏倚如排山状，大坐伸两脚，即以一脚向前虚掣，两手扶地回顾，此为虎视法；立地反拗身三举；两手急相叉，以胸踏手中；起立以胸前后虚踏，大坐伸两脚，两手相勾，所伸脚著膝中，以手按之等。如果老人日练三遍，一月后能预防疾病，补益延年。

（五）房中术

房中术指两性生活的卫生之术。这是孙思邈从道教继承并有所发扬的养生方法。一千多年来，由于儒家、佛教和道教的反对，这种养生方法十分隐晦，甚至被人误解为猥亵之术。当然，这不仅与孙思邈的房中补益方法的历史局限性有关，而且与其糟粕成分充斥为患有关。本研究仅就其精华部分予以探讨。

现代科学研究认为，适度的性生活对人的健康是有益的。然而，孙思邈在一千三百多年前就明确了这一思想，并根据这一思想提出了一套比较科学的性生活方法。首先，他认为"欲不可绝"。他说："男不可无女，女不可无男。"认为禁欲是违反自然规律的，有损健康，"无女则意动，意动则神劳，神劳则损寿……强抑郁闭之，难持易失，使人漏精尿浊，以致鬼交之病"，"气力自有强盛过人者亦不可抑忍，久而不泄，致生痈疽"。其次，他认为"欲不可纵"。若"贪心未止"，"倍力行房"，"纵情施泻，即是膏火将灭，更去其油"，将会"精髓枯竭，惟向死近"。这些观点都告诫世人两性生活应该节制。他在《千金要方》中收录了《素女经》中有关性生活的适度标准，这个标准因人而异："人年二十者四日一泻；三十者八日一泻；四十者十六日一泻；五十者二十日一泻；六十者闭精勿泻，若体力犹壮者，一月一泻。"根据现代性医学研究，这个标准仍然不失为现代人有益健康的性生活的适宜标准。再次，他认为"闭固为佳"。他指出："夫房中术者，其道甚近。"其法"闭固而已"。只要不是在"强抑郁"前提下，性生活越节制越有益健康。他推崇彭祖的一句话："上士别床，中士异被，服药百裹，不如独卧。"他告诫人们"若念真正无可思者则大佳，长生也"。

（六）四时药物调养

《千金要方·养性·服食法》中说："凡入春服小续命汤五剂，及诸补散各一剂；夏大热，则服肾沥汤三剂；秋服黄芪等丸一两剂；冬服药酒两三剂，立春日则止。此法终身常尔，则百病不生矣。"春为"发陈"之季，阳气日升，肝气当令，宜用温散升提之品，以助阳气，同时注意抑肝养脾，以防木旺贼土。夏为"蕃秀"之季，气候炎热，心气火旺，暑湿交蒸，故宜服用平和甘凉之品，以补气滋阴生津，并辅以清心化湿。秋为"容平"之季，阳消阴长，燥气肆虐，肺气当旺，应服甘润之品以滋阴养肺，润燥生津，切忌耗散伤津。冬为"闭藏"之季，天寒地冻，人通于肾，故宜选温补的药物以益肾助阳，鼓舞潜伏之阳气，增强抵抗能力。

（七）养形

"虽常服饵而不知养性之术，亦难以长生也。养性之道，常欲小劳，但莫大疲及强所不能堪耳。且流水不腐，户枢不蠹，以其运动故也。养性之道，莫久行久立，久坐久卧，久视久盖以久视伤血，久卧伤气，久立伤骨，久坐伤肉，久行伤筋也。""凡欲眠，勿歌咏，卧讫勿留灯烛……头边勿留火炉，日久引火气头重，目睛赤及鼻干。"暮卧常习闭口，口开即失气，且邪恶（不洁的空气）从口入，久而成消渴（开口呼吸唾液受损故口干）。"先卧心，后卧眼……衣食寝处皆适，能顺时气者，始尽养生之道"，另外，"湿衣和汗衣皆不可着，令人发疮及风盛"。"凡冬月忽有大热之时，夏月忽有大凉之时，皆勿受之，人有患天行时气者，皆由犯此也，即须调气息，使寒热平和，即免患也"，"每日必须调气补血，按摩导引为佳，勿以健康为常，须安不忘危，预防诸病也"。可见孙思邈提倡劳而不倦，动而有节，衣着适宜，勿犯大寒大暑，讲究睡眠姿势，树立预防思想，特别指出养形不在服饵，而在锻炼身体，但不使其疲耳。

（八）言语

孙思邈云："言五脏如钟磬，不悬则不可发声。行不得语，行语乃令人失气。"在这里孙思邈明确指出"吉人之辞寡"，静则神藏，辞寡之效也，"躁人之辞多"，躁则消亡，辞多之验也。此不仅语言伤气，宜慎之以明养性之道。

（九）爱气

"神犹君也，血犹臣也，气犹民也……夫爱其民所以安其国，惜其气所以全其身，民散则国亡，气竭则身死。"《内经》曰："年四十，而阴气自半也，起居衰矣。年五十，体重，耳目不聪明也。年六十，阴痿，气大衰，九窍不利，下虚上实，涕泣俱出矣。"故曰："善养性者，则治未病之病，是其义也。"可见预防衰老要早在中年，这是创造能力最活跃的时期，也是生命的旺盛时期。延长生命以推迟衰老，在于积精全神爱护真元之气，这是一种自我的延龄工作。

（十）反俗

孙思邈主张，老人要"反俗"，"众人大言而我小语……众人悖暴而我不怒"，"忍怒以全阴，抑喜所养阳"，"割嗜欲以固血气"。且引嵇康之论："养生有五难。名利不去为一难，喜怒不除为二难，声色不去为三难，滋味不绝为四难，神虑精散为五难。五者必存，虽心希难老，口诵至言，咀嚼英华，呼吸太阳，不能不回其操，不夭其年也。五者无于胸中，则信顺日跻，道德日全，不祈善而有福，不求寿而自延，此养生之大旨也。"这些都是"反俗"之要路，实践出真谛，唯有不为义扩，不为利回者能之。

第二节 张载与养生养性

一、张载生平

张载（1020—1077），字子厚，凤翔郿县（今陕西眉县）横渠镇人，北宋思想家、教育家、理学创始人之一。世称横渠先生，尊称张子，封先贤，奉祀孔庙西庑第三十八位。其"为天地立心，为生民立命，为往圣继绝学，为万世开太平"的名言被当代哲学家冯友兰称作"横渠四句"，因其言简意宏，历代传诵不衰。宋天禧四年（1020），张载出生于长安（今陕西西安），青年时喜论兵法，后习儒家"六经"，曾任著作佐郎、崇文院校书等职。后辞归，讲学关中，故其学派称为关学。宋神宗熙宁十年（1077），返家途中病逝于临潼，时年五十八岁。

张载与周敦颐、邵雍、程颐、程颢合称"北宋五子"，有《正蒙》《横渠易说》等著作留世。关学是由张载创立，以其弟子及南宋、元、明、清诸代传承者为主体，以关中为基地而形成的儒学重要学派，与宋代二程的洛学、周敦颐的濂学、王安石的新学、朱熹的闽学齐名，共同构成了宋代儒学的主流。

张载毕生生活在太白山麓，晚年讲学于横渠，他"俯而读，仰而思。有得则识之，或中夜坐起，取烛以书"，依靠家中数百亩薄田生活，整日讲学读书。他写下了大量著作，对自己一生的学术成就进行了总结，并亲自带领学生进行恢复古礼和井田制两项实践。为了训诫学生，他作《砭愚》《订顽》训词，即《东铭》《西铭》，书于大门两侧。张载对推行"井田"用力最多，他曾把自己撰写的《井田议》上奏皇帝，并与学生们买地一块，按照《周礼》的模式，划分为公田和私田分给无地、少地的农民，并疏通东西二渠"验之一乡"，以证明井田制的可行性和有效性，至今关中一代尚有其故事流传。

二、张载的"天人合一"思想

"天人合一"观念产生于先秦，主要包括天尊人卑、天道自然、天人同性、与天地合德、与天地参等观点。夏商时期，人们奉行宗教天命观，天是自然和社会的主宰，是具有意志的人格神，天人关系实质就是神和人的关系，《尚书·舜典》曰："八音克谐，无相夺伦，神人以和。"天人之间是一种认同关系，但神绝对控制着人，人必须遵从天神的意志（天命），在这种天命观的支配下，天与人必然存在绝对不平等的关系，即天尊人卑。西周末期到春秋战国时期，伴随人本思潮兴起，人们对天神产生怀疑，逐渐形成重人道人德、轻天道天命的观念，对天人关系的认识发生了变化。孔子说："天何言哉？四时行焉，百物生焉，天何言哉？"强调天是没有意志的，它的性质就像四时运转，百物生生不息一样，告诫人们"不怨天，不尤人"，一切都要靠自身的努力，这可以说是"天道自然"观念的萌芽。老子最早提出"天道自然"的观点。所谓"天道自然"，也就是崇尚像自然界那样自然而然的状态和境界。"天道"就是针对"天命"而言的，他说："天地不仁，以万物为刍狗。圣人不仁，以百姓为刍狗。"意思是说天地无所偏爱，任凭万物自然生长；圣人无所偏爱，任凭百姓自然发展。老子不信"天命"，于是提出"道"作为宇宙万物的本体。这样，老子关于道和德的学说就冲破了宗教神学的牢笼，进入了理论思维的新天地，对天、地、人、万物的生成及其相互关系，重新做了解释。针对当时社会人道违反天道的现实，提出"人法地，地法天，天法道，道法自然"的理论，目的是倡导人道合于天道。庄子更明确提出"天与人一也""以人合天"的主张，在《大宗师》中，他倡导"不以人助天""无以人灭天"，企图通过"天与人不相胜"的途径，实现人向大自然的回归和人与自然的统一。

儒家学说从心性论的角度来看待天人关系，认为天的德性包含在人的德性之中，天道与人道并不矛盾，而是融会共通的，二者的契合点就是"道"。作为宇宙根本的德，是人伦道德的根源，而人伦道德就是天道的体现。孟子更为明确地提出"天人同性"的观点，认为天性和人性是相通的。《孟子·尽心上》说："尽其心者知其性也，知其性则知天矣。"竭尽了人的本心，就知晓了人的本性，知晓了人的本性就知晓了上天。荀子提出的"天人相分"的观念，是为了说明人除了具有自然物的一般属性以外，还有不同于"物"的属性。他提出"制天命而用之"，这里的"天"主要是指"天命"而非自然。

以上这些观点，无论是积极的或消极的，他们都强调了人必须与天相认同、一致、和睦、协调。这一认同恰好发生在理性主义兴起、宗教信仰衰颓之际，从而这种"天人合一"观念既吸取了原始宗教中的天人认同感，又去掉了它原有的神秘或非理性内容，淡化了原有的主宰、命定的观念，自然含义方面相对突出。

"天人合一"思想发展到汉代，演变为董仲舒的"天人感应"论。董仲舒引阴阳五行学说入儒，提出"人副天数"之说。他把人体与自然界的时令相比附，认为天有阴阳，人也有阴阳，人与天相类，在相类的基础上，进一步导出了"天人感应"。魏晋时期"自然"与"名教"之争也涉及天人关系。魏晋玄学是以老庄道家思想为骨架，在此基础上企图调和儒道两大系统的思想，因此它讨论的中心课题是"自然"与"名教"的关系，实际上也是天人关系。嵇康、阮籍等人提倡"越名教而任自然"，但他们实际上是反对假名教而相信真名教的，这种与自然为一体的放达，正是魏晋人所追求的一种"天人合一"的精神境界。在陶渊明的自然观中，天地自然不仅是人生命的依托和载体，更是人审美的对象，人与自然建立在互为亲和的关系上相依共存。唐代刘禹锡《天论》提出了"天人交相胜"的观点。所谓"天人交相胜"，是说天与人虽然都是自然的物质存在，但是各有所长。

　　在中国文化史上，宋代理学家张载第一个明确提出了"天人合一"的哲学命题。宋代理学摆脱了汉代类比式的象数说，而偏重从义理方面探讨天人关系，从而在孟子心性论基础上还原出本体论意义上的"天人合一"。张载在《正蒙·乾称篇》中说："儒者因明致诚，因诚致明，故天人合一，致学可以成圣，得天而未遗人。"即人能凭借智慧认识客观规律，而认识客观规律使人聪明，"诚""明"相辅相成，因而"天人合一"。张载学术思想继承者程颢说："天人本无二，不必言合。""道未始有天人之别，但在天则为天道，在地为地道，在人则为人道。"明末清初的王夫之在批判总结了前人思想的基础上，深刻揭示了分与合、异与同的辩证关系，其对"天人合一"的认识达到了古代思想家所能达到的最高程度。

　　张载的哲学基本出发点是"气本论"，他认为世界的本原是太虚之气，人与天地都是由太虚之气构成，太虚之气是天人合一的基础，所以气的本性也就是人和万物的本性。张载的观点肯定人是自然界的一部分，把人与自然界统一于物质性的气。他认为人和自然都应当遵循统一的规律，人生的最高理想就是天人协调。自宋代张载之后，不同学派的学说大都涉及天人学说，虽然出发点不同，但都从不同角度进一步丰富深化着天与人之间具有统一性、协调性的认识。

　　"天人合一"观念在中医学中体现得更为突出。中医学用寒、热来判断人体的疾病，用热、温、凉、寒、平来认识病理和确定药性。《内经》提到，春温、夏热、秋凉、冬寒，提醒人们顺从四时变化而养生。如果违反了自然规律，就会产生疾病。从养生角度说，春季容易伤肝，夏季容易伤心，长夏容易伤脾，秋季容易伤肺，冬季容易伤肾。所以夏季主泄，冬季主藏。补药都是冬季才能够服用，夏季禁服。中医学还创造了"援物比类"的方法，将人类机体与某些自然现象进行类比，将通过观察自然所得出的结论推及人的身上从而认识人的生理、病理变化。这种方法运用形象思维，根据被研究对象与已知对象在某些方面的相似或相同，从而推断二者在其他方面也可能相似或相同，并由此推导出被研究对象具有某些方面的性质。这是中医学者认识自然与人体关系的常用方法。如大自然中水受寒温影响而表现出凝聚或流动，受月球作用而表现出潮涨潮落，人体中的精、津、血也是液态物质，它们在血管中流动，犹如水在河道中流动一样，月经的认识就由此而来，对血栓等疾病的治疗也是采取"通"的方法，所谓"通则不痛，痛则不通"。

总之，中医学汲取"天人合一"说，把人体放到自然界中去研究，认为人与自然界不仅同源同理，而且其形象、内涵、变化相互对应，息息相关，因此整个自然界为"大"，人为"小"，"小"是"大"的浓缩，"大"是"小"的展开。"天人合一"说既是古代医家的世界观，即视天、地、人为一体，统一于气，具有共同的规律；又是方法论，即把人体的生理、病理置于世界万物的总体联系中加以考察和认识，提供了认识世界的总原则——整体观。

三、张载的气本论

（一）气本论的概念

"气本论"指宋明理学中提倡以气为世界本原的一种学说。与理本论、心本论相对，主要代表人物有北宋的张载，明代的王廷相、罗钦顺，明清之际的王夫之，清代的颜元、戴震等。持这种学说的思想家，继承和发展了中国古代精气说与元气说，建构了有一定逻辑体系的气本论哲学学说。

（二）张载的气本论提出的背景

张载的"气本论"思想的产生，有其独特的历史背景。一是佛教对儒学的挑战。北宋初期全国佛教寺院多达五万余所，佛教极为盛行，传统儒学式微。张载的关学正是对这种文化现象的抗争，其旨在重振儒家"为往世继绝学"。二是赵宋王朝面临的严重危机。张载生活的时代，正是赵宋王朝积贫积弱的时代。那时，政治腐败、经济衰落、军事失利、性理失范，真所谓内外交困，危机四伏。张载的关学思想，正是在这种动荡不安的复杂历史背景下，关中知识分子对社会现实的忧患与反思的结果。

（三）气本论的基本内容

1. 太虚即气，气化而万物生

宇宙和世界的本原、始基是物质还是精神，历来是哲学的最基本的问题，也是每个哲学家必须回答的问题。中国古代哲学家对这个问题的答案，大致可分为两类：一是认为"心"或"理"为宇宙本原；二是认为气为本原。张载认为，"气"或"元气"是人和万物产生的最高体系和最初始基。"气"或"元气"，包含了阴阳二气的对立依存，相反相成，升降互变的关系，在这种关系的交互运动中产生了人和万物。

　　在宇宙观上，张载颇有贡献，独具特色。他继承和发展中国古代的"太虚"，并把它加以改造和扬弃，用来表示物质存在的基本形式和物质运动的基本形态，提出了"太虚即气"的唯物主义思想。他把"太虚"视为宇宙的本体，并进一步论证"气"无生灭的思想，这是张载对中国古代哲学的一个重要贡献。

　　张载认为，宇宙万物的本原是气，万物都由气生成。大到苍苍茫茫的宇宙银河，变化莫测的风雨霜雪，高耸入云的山陵，流动不居的江海；小至空中高翔的飞鸟，水里潜泳的游鱼，陆地上生长的草木等，都是气的不同表现形态。他说："凡可状，皆有也；凡有，皆象也；凡象，皆气也。"一切都由气生成、组成，太虚和万物都是气的不同运动和变化的表现。所以说："太虚无形，气之本体，其聚其散，变化之客形尔。""太虚不能无气，气不能不聚而为万物，万物不能不散而为太虚。"气有两种存在形式：一是聚为有形的万物，一是散为无形的太虚。不论有形的聚，还是无形的散，都是气的不同存在形态。无形的太虚则是指没有聚成万物或是聚而又散的气的状态，这是气的本然状态、原始状态，所谓"太虚者，气之体"正是此义。有形的万物是气的凝聚状态。所以说："气之为物，散入无形，适得吾体；聚为有象，不失吾常。"聚而有形的万物是有，散而无形的太虚亦是有，世界是物质存在的真实世界，不是空无的虚幻的世界。世界万物只有聚散、幽明的不同，不存在什么空无、寂静的境界。张载说："气聚则离明得施而有形，气不聚则离明不得施而无形。方其聚也，安得不谓之客（有）？方其散也，安得遽谓之无？故圣人仰观俯察，但云'知幽明之故'，不云'知有无之故'。盈天地之间者，法象而已；文理密察，非离不相睹也。方其形也，有以知幽之因；方其不形也，有以知明之故。"气有聚有散，聚则为有为明，散则为无为幽，究其本根都是"实有"，不是"空无"，因为"太虚之气"为"至实"者，所以不存在"空无"状态。

张载用"气"这个物质本体，说明世界的统一性、永恒性、实在性。这就是："神天德，化天道，德其体，道其用，一于气而已。""一于气"即世界统一于气，气是物质、实有，故不能说"无"，只能说"无无"。言"有无"是虚妄、浅陋之见，不是"穷理之学"。张载说："气之聚散于太虚，犹冰凝释于水，知太虚即气，则无无。故圣人语性与天道之极，尽于参伍之神变易而已。诸子浅妄，有有无之分，非穷理之学也。"张载肯定宇宙中只是"有"，不是"无"，他反对言"有无"。因为宇宙中充满着"太虚之气"，"气"虽有无穷的变化，但只是存在状态的不同，而不是"无"。他把气的聚散以及返于太虚的变化比作冰和水的关系，冰和水只是形式上的差别，没有本质的不同，并以此进一步论证了物质不灭的思想。张载关于世界的物质统一性和物质永恒性的思想，是对中国唯物主义哲学的重要贡献，并对后世唯物主义哲学发展有很大的影响。

张载认为宇宙的本体、万物的始基是气，一切万物都是由气化来的，形态万千的万物，都是气的不同表现形态。不论聚为有形的"有"，还是散为无形的"无"，究其实质，都是有，不是无，所以说"太虚即气，则无无"。因为物质的气作为宇宙本体，只有存在形式的不同变化，不是物质本身的消灭和化为无，气是永恒存在的。张载关于世界的物质统一性和物质的永恒性思想，是古典朴素唯物主义思想的最重要的成果。

2. 闻见之知和德性之知

在认识论上，张载提出了"闻见之知"与"德性之知"两个概念。这是中国古典哲学关于认识和知识理论的一个创举。张载认为人的知识是由耳、目、鼻、舌、身等感官接触外界事物而获得，即为"闻见之知"。但仅闻见之知，并不能全面认识天下有形有象之事物，更不能穷尽无形的天下事物之理。要穷理尽性，必须有一种比闻见之知更广泛、更深刻的知识，就是"德性之知"。人的认识过程分为闻见之知与德性之知两个阶段，即所谓的感性认识与理性认识。张载进一步认为，只有德性之知才为真知，才能反映万物的本性本质，"诚明所知，乃天德良知，非见闻小知而已"。在探讨人的认识来源时，张载已经看到了感性与理性，有限与无限，相对与绝对，现象与本质的辩证关系，并做了精辟的论述。其对中国古代认识论做出了重要的贡献。

在认识的起点上，张载主张从物到感觉和思想的认识路线，肯定人的认识是以客观事物为对象，是对客观物质世界的反映，没有这个客观物质世界为对象，人类也就无从认识。所以说："感亦须待有物，有物则有感，无物则何所感！""感"是指客观事物作用于人的感官而引起的感觉，没有客观事物与人的交感，也就没有人的感觉，当然也谈不上什么认识。感官与事物接触可以帮助人认识事物。人的知觉（心）是以客观事物为前提，没有客观事物也就无所谓人心。所以说："人本无心，因物为心。""心"是知觉的高级阶段，有了知觉之后才有心思。这就是"合性与知觉有心之名"。感觉、知觉、心思都是以客观事物为前提，没有客观事物则认识便无从谈起，所以张载哲学认识论的出发点是唯物主义的。

张载认识到客观事物是纷繁复杂、千差万别的，因此人的认识反映也是各种各样、万殊不同的。张载说："心所以万殊者，感外物而不一也。"人的知识的获得是由主观认识与客观事物相结合而产生的，张载称之为"内外合"。没有"内外合"，就没有人的认识、知识。张载说："有无一，内外合，此人心之所自来也。"又说："人谓己有知，由耳目有受也；人之有受，由内外之合也。知合内外于耳目之外，则其知也过人远矣。""受"是接受、接触的意思。人的感觉器官接触外界事物之后，发生了主观与客观的结合，于是便产生了认识，获得了知识，这是"内外合"的结果。张载承认"耳目闻见"有沟通内外的启发和媒介作用。他说："耳目虽为性累，然合内外之德，知其为启之之要也。"又说："闻见不足以尽物，然又须要他。耳目不得则是木石，要他便合得内外之道，若不闻不见又何验？"没有耳目之官接受外物，人的认识便没有起点，成为空中楼阁，故须"闻见之知"。

张载认为，客观事物包含着表象和性理的差别，人的感觉器官只能认识事物的表象，只有心之官才能认识事物的性理。他说："由象识心，徇象丧心。知象者心，存象之心，亦象而已，谓之心可乎？"张载的意思是人的思维不能为事物的表面现象所蒙蔽，思维有认识事物本质的能力，如果只停留在认识事物现象的阶段，就不能称其为思维了。如果徇象不放，就是玩物丧志。因此主要是识心、存心。

张载在看到耳闻目见有沟通内外的启发作用的同时，又看到感觉器官的局限性，而后提出"耳目安能尽天下之物"的问题。当他进一步探索人的认识过程和认识规律时，认识到感官只能认识部分事物，而不能认识事物的本质，故有排斥耳目闻见之意。他说："天之明莫大于日，故有目接之，不知其几万里之高也；天之声莫大于雷霆，故有耳属之，莫知其几万里之远也；天之不御莫大于太虚，故必知廓之，莫穷其极也。人病其以耳目见闻累其心而不务尽其心，故思尽其心者，必知心所从来而后能。"又说："今盈天地之间者皆物也，如只据己之闻见，所接几何，安能尽天下之物？所以欲尽其心也。"张载看到事物的无限性和感官的有限性，故肯定感官不能认识全部事物，尤其不能穷尽事物的性理。他说："若以耳目所及求理，则安得尽！"这个思想不乏合理之处。

由于张载看到了耳目闻见的局限性，所以当他进一步认识德性时，在承认"闻见之知"的同时，又提出了"德性之知"。他说："闻见之知，乃物交而知，非德性所知。德性所知，不萌于见闻。""闻见之知"亦叫"闻见小知"，是交于物而知；"德性之知"亦叫"天德良知"，是先天固有之知。由此出发，张载抬高"德性之知"，贬抑"闻见之知"。他一再申明，"人病其以耳目见闻累其心，而不务尽其心"，"多闻见适足以长小人之气"，"有知乃德性之知也"，"诚明所知，乃天德良知，非闻见小知而已"，这足以表明他对"闻见之知"与"德性之知"的真实看法，他注重"德性之知"，而轻视"闻见之知"。这是他在探索人的认识过程时，没有正确解决感性与理性，有限与无限，相对与绝对，现象与本质的辩证关系所致，这是张载认识论中的缺憾，亦是张载时代的历史必然，对此不必苛求。

3. 一物两体，动必有机

在发展观上，张载有些见解相当深刻，颇为精彩，对中国古代辩证法做出了重大贡献。张载认为，气的本然状态是无形的太虚，气的基本特性是运动与静止，充满宇宙混沌之间的太虚之气，是在不断进行"郁蒸凝聚、健顺动止"等不同形式的变化。万物的生死，动静的改变，都是气的变化的体现和结果。太虚之气之所以能不断地运动变化，是因为太虚之气是阴阳之二气的合和体。太虚是阴阳未分的混沌状态，也称为元极。阴阳分化为太极，无极而太极，太极生两仪——阴与阳。阴阳交互变化而生万物。太虚之气包含着阴气与阳气两个矛盾的方面。阴阳二气和合的统一体中包含着阴阳两个矛盾方面，阳气的特性是浮、升、动，阴气的特性是沉、降、静，双方在统一体中，相互对立，相互斗争，相互激荡，相互渗透，相互联结，或伸或屈，或分或合。这些特性是气本身所固有的，不是外力推动的。张载说："若阴阳之气，则循环迭至，聚散相荡，升降相求，氤氲相揉，盖相兼相制，欲一之而不能，此其所以屈伸无方，运行不息，莫或使之。""凡圜转之物，动必有机；既谓之机，则动非自外也。"所谓"动必有机""动非自外""莫或使之"，是说事物有其自己运动的机制，因此能够自己运动，不需要外力推动。所谓"独阳不生，孤阴不长"。阴阳二气的这种关系的运动变化，是万物运动变化的根本原因和动力。

张载进一步指出，事物虽然存在着矛盾对立的双方，即"阴和阳"，也称为"两"，但却不能就此将事物绝对地割裂开来，而是不可分割地存在于同一体中，即"一"。任何事物都是"一"与"两"的矛盾统一体。没有"一"就没有事物存在；没有"两"，就没有事物变化。据此，张载对"一物两体"的辩证法做了精辟的论述。他说："一物两体，其太极之谓与！阴阳天道，象之成也；刚柔地道，法之效也；仁义人道，性之立也。三才两之，莫不有乾坤之道。"由于阴阳两体对立，矛盾斗争，推动事物变化。事物这种"循是出入，是皆不得已而然也"。事物的两端，既相互对立，相互排斥，又相互依赖，相反相成，经过联合，在新的同一体中统一。世界万物就是在这种对立统一中运动不已，变化无穷。所以说："游气纷扰，合而成质者，生人物之万殊；其阴阳两端循环不已者，立天地之大义。"又说："天性，乾坤、阴阳也。二端，故有感；本一，故能合。"宇宙万物都是由阴阳二气聚合而成的，因此都有阴阳二端对立。正是由于这种阴阳二端的对立、结合，才使事物变化不已，神妙莫测。张载说："一物两体，气也。一故神，两故化，此天之所以参也。"张载在"太虚即气"宇宙观的基础上，论证了发展观，并把"一"与"两"作为一对哲学范畴加以规定。"一"是指物质"气"是一个统一体，"两"是指阴阳两个方面又成为对立物。"一"中包含着"两"，故能神妙莫测变化；"两"复归于"一"，故能发展变化无穷。所以说："两不立，则一不可见；一不可见，则两之用息。两体者，虚实也，动静也，聚散也，清浊也，其究一而已。"事物既有矛盾着的两个对立方面的"两"，又有矛盾双方共居于一个统一体的"一"。"两"与"一"，既彼此对立，又相互统一。没有对立"两端"相感，就没有统一体的"一"相合，这就是"二端，故有感"。同样，没有统一体中"一"的相合，对立两端的相互作用也就不可能存在。因为互不相干的"两端"，永远不会结合成为一个统一体，这就是"本一，故能合"。所以说："感而后有通，不有两则无一。"张载关于"一"与"两"，"合"与"分"的辩证法思想，是对中国古代辩证法的极好说明。

4. 天地之性与气质之性

在人性论上，张载总结了自先秦以来的人性理论，吸取了各种见解的优长，从而建立了自己的人性学说。

张载的人性学说，与他的"太虚即气"的宇宙观是紧密相关的。他认为，人和万物都是由"气"产生和构成的。因为气有清浊、精粗、明昏、厚薄的不同，所以便产生了万殊不一的人和物。气的本性，也就是人和万物的本性。这就是"由太虚，有天之名；由气化，有道之明；合虚与气，有性之名；合性与知觉，有心之名"。"太虚"的本性与阴阳两性结合构成了人和物的性。据此，张载肯定了人和物都有性，"凡物莫不有是性"，"天下凡谓之性者，如言金性刚，火性热，牛之性，马之性也，莫非固有"。人的本性和天地万物的本性，同出于"太虚即气"这个本原。因此，性是万物之原，是永恒存在的。

张载从人人都具有太虚本然之性出发，经过反复论证，推演出天之性即人之性的"天地之性"。"天地之性"是先天的，纯善的，是体现天理的。他认为"性与天道合一"，天道即天理，所以说"天地之性"与"天理"不见乎大小之别。由于每个人生下来之后，都具有各自不同的身体条件、生理特点、生活欲望等，这种气与每个人的不同特点结合起来的本性，张载称之为"气质之性"。就这样，他提出了"天地之性"与"气质之性"的人性学说，创立了人性二元论。他说："形而后有气质之性，善反之，则天地之性存焉。故气质之性，君子有弗性者焉。""天地之性"是纯粹至善的，是善的来源。气质之性是有善有恶的，是恶的来源。人们由于气质之性的障碍，所以为恶。为了恢复先天的善性，就要去掉物欲之蔽，变化气质之性，返回本然的善性。这就是"性于人无不善，系其善反不善反而已"。人如果能够变化气质之性，恢复天地之性，就可以为善，成为圣贤君子。因此，张载强调变化气质之性，返回到天地之性。

张载认为，变化气质之性的方法、途径是学习礼义道德和养浩然之气。张载引申和发挥了孟子的养浩然之气等理论，阐明了变化气质之性的学说。他主张存心用敬、集义修道、养浩然之气。他认为："心既弘大则自然舒泰而乐也。若心但能弘大，不谨敬则不立；若但能谨敬而心不弘大，则入于隘，须宽而敬。大抵有诸中者必形诸外，故君子心和则气和，心正则气正。"又说："养浩然之气须是集义，集义然后可以得浩然之气。严正刚大，必须得礼上下达。义者，克己也。""集义"就是克己、去恶、集善，如此方可养浩然之气。只有常积不息，日积月累，方可得浩然之气，一日不积，就一日减少，一年不积，就差不多没有。所以说："气质犹人言性气，气有刚柔、缓速、清浊之气。质，才也。……所以养浩然之气是集义所生者，集义犹言积善也，义须是常集，勿使有息。故能生浩然道德之气。某旧多使气，后来殊减，更期一年，庶几无之，如太和中容万物，任其自然。""集义"以养浩然之气，变化气质之性。

那么，怎样才能"集义"呢？张载认为，必须通过克己存心、养心的功夫，即克制物欲之蔽，做到虚心、诚心，就可以变恶为善，养性事天了。所以说："浩然之气本来是集义所生，故下头却说义。气须是集义以生，义不集如何得生？'行有不慊于心则馁矣。'义集须是博文，博文则用利，用利即身安，到身安处却要得资养此得精义者。脱然在物我之外，无意、必、固、我，是精义也。然立则道义从何而生？洒扫应对是诚心所为。亦是义理所当为也。"因为善出自于天地之性，而天地之性是道德规范的根据，所以必须永远保存，充实光大；恶是根源于气质之性，而气质之性是物质欲求的本根，所以必须变化去掉，不能保存。这就是变化气质之性的理由。

要变化气质之性，就必须加强学习和修养。只有虚心学习、修养心性，才可以变化气质，成为圣贤。张载说："为学大益，在自能变化气质，不尔皆为人之弊，卒无所发明，不得见圣人之奥。故学者先须变化气质，变化气质与虚心相表里。"又说："人之气质美恶与贵贱寿夭之理，皆是所受定分。如气质恶者学即能移，今人所以多为气所使而不得为贤者，盖为不知学。古之人，在乡间之中，其师长朋友日相教训，则自然贤者多，但学至于成性，则气无由胜，孟子谓'气壹则动志'，动犹言移易，若志壹亦能动气，必学至于如天则能成性。"学能变化气质之性，变恶为善。因为变化气质之性与虚心学习是相为表里的，所以人通过学习修养，增益知识，就能改变气质之恶，成就本然善性，而能达到圣贤之境，这是张载人性理论的主旨和归宿。

张载的"天地之性"与"气质之性"的人性二元论，不仅对其先行者的人性理论做了总结，而且对其后继者的人性理论产生了深远的影响，在一定意义上可以说，其决定了宋元明清时期人性理论的发展。不论是赞同者，还是批评者，都不能不对张载的人性理论表明态度。阐释论证，往往是批评者，亦是受影响者。所以朱熹称赞这是"有功于圣门，有补于后学"的卓识伟论。

（四）张载的气本论对养生养性的影响

中医学理论体系具有原始创新性与内在逻辑性的知识体系，其形成不仅需要医疗实践经验的不断积累、总结和提高，而且与社会历史、科学文化和传统思想等密切相关。中医学理论体系由中医学基本概念与原理，以及按照中医学逻辑演绎程序从基本原理推导出来的科学结论构成，受到中国古代哲学思想的影响。比如中医的元气理论，古人认为气为世界本原，整个世界和宇宙是由气所组成。而中医体系又与养性密切相关。辽阔浩瀚的宇宙，充满了具有生化能力的元气，这就是世界的开端，有形的万物借助元气的生化而合成。五行的循环，六元之气遍布宇宙，统摄着万物的新陈代谢。正因为如此，一切事物才生生不息。张载的气本论对养生养性也有着深远的影响，具体体现在以下几个方面：

1. 对气的运动形式的认识

气的运动称为气机。宇宙之气的运动形式多种多样，但主要有升降、聚散等几种。聚散也是气的主要运动形式。张载以气的聚散来统一无形的太虚与有形的万物，云："太虚不能无气，气不能不聚而为万物，万物不能不散而为太虚。"还有："气之聚散于太虚，犹冰凝释于水。"聚与散，是气的两种运动形式，可表现为气的两种不同的形态：当气聚时，它是有形的万物，表现为有、显；当气散时，它是无形的太虚，表现为无、隐。气聚则氤氲而化生有形之万物，气散则万物形溃而复为无形之太虚。

2. 对气化的认识

在古代哲学范畴中，气化学说是研究气的运动推动宇宙万物的发生发展与变化及其相互关系的理论，是古人的一种宇宙观和方法论，也是古代哲学气化学说中的核心部分。气化学说虽在两汉、隋唐、五代时期得到了一定发展，但在宋明两代得到了长足的进步。张载提出了气的运动推动了万物的产生，"天惟运动一气，故万物而生"；气中对立的阴阳双方的运动是产生万物变化的根本原因，"气有阴阳，推行有渐为化"。他将阴阳变化分为渐化与著变两个阶段，"变，言其著；化，言其渐"，其认为事物通过逐渐变化而发展到显著变化，化与变是密切相关的，"变则化，由粗入精也；化而裁之谓之变，以著显微也"。二程认为宇宙万物的产生，皆由于气化。"万物之始，皆气化；既形，然后以形相禅，有形化。形化长，则气化渐消。"气生成万物后，气化的形式便消失，代之以形化，即有形的事物发生的变化。气化只是无形之气向有形之物的变化，并不包括有形之物复变为无形之气。

中医养生惯用的方法之一就是药物养生。对于药物药理作用的认识，经历了经验用药、法象用药、实验用药三个阶段。宋代之前大多是经验用药，宋金元明清基本是法象用药，实验用药一直存在，但主要是作为法象用药的一种补充。

法象药理是传统中药药理的主流，认为药物的功用是由其形、色、味、体、质、所生之地、所成之时等自然特征决定的，可以根据药物的这些"象数"来推理药物的效用。在此理论指导下应用药物，即为法象用药。法象药理肇始于宋，兴盛于金元，到明清成为主流，标志是李时珍的《本草纲目》。法象药理使中医临床由经验用药跨向理论用药，是中药药理的一大进步。李时珍《本草纲目》中经验用药、法象用药、实验用药都有，但以法象药理为主。其药理学的哲学渊源主要是张载、王廷相的气本论和认识论。

李时珍的《本草纲目》发挥了张载、王廷相等人的思想，认为气是宇宙万物的本体。如张载在《正蒙·乾称》中说："凡可状皆有也，凡有皆象也，凡象皆气也。"李时珍也说："太初之时，天地氤氲，一气生人，乃有男女。男女媾精，乃自化生。如草木之始生子，一气而后有根及子，为种相继也。人之变化，有出常理之外者，亦司命之师所当知，博雅之士所当识。"在这里，他首先肯定了人和万物都是太初一气所生。其次，他还指出，气在运动变化中，有"常理"，也有"出常理之外者"，这种气的常异变化，"司命之师（医生）""博雅之士（儒生）"应该认识清楚。李时珍的这段话，可以当作他关于人体生理病理观的总纲，"常理"是正常的生理，"出常理之外者"就是病理了。李时珍在气本论思想的主导下，认为万物都是由气而生，根据气以及气变化的不同，形成了宇宙万物。他说："石者，气之核，土之骨也。大则为岩岩，细则为砂尘。其精为金为玉，其毒为礜为砒。气之凝也，则结而为丹青；气之化也，则液而为矾汞。其变也，或自柔而刚，乳卤成石是也；或自动而静，草木成石是也。飞走含灵之为石，自有情而之无情也；雷震星陨之为石，自无形而成有形也。大块资生，鸿钧炉鞲，金石虽若顽物，而造化无穷焉。"在这里，李时珍认为金、玉、岩石等都是由气所生，由于气的"大""细""精""毒"不同，而分别为岩石、沙尘、金玉、砒霜；又由于气的"凝""化""自柔而刚""自动而静"等变化的不同，而分别为丹青、矾汞、乳卤以及化石等。在李时珍看来，不同种类的物质之间的转化是因为气，有情无情、有形无形物质之间的转化也是因为气。

李时珍将这种气本论的思想移植到中药学中，用以联系中药学和哲学的工具是阴阳五行。他说："天地造化而草木生焉，刚交于柔而成根荄，柔交于刚而成枝干，叶萼属阳，华实属阴，由是草中有木，木中有草。得气之粹者为良，得气之戾者为毒，故有五行焉（金、木、水、火、土），五气焉（香、臭、臊、腥、膻），五色焉（青、赤、黄、白、黑），五味焉（酸、苦、甘、辛、咸），五性焉（寒、热、温、凉、平），五用焉（升、降、浮、沉、中）。"李时珍用阴阳五行详细论述了药物的阴阳（互补互用、互相转化等），药物的五气、五色、五味、五性、五用，这样，他就将气本论的哲学思想与中医药固有的理论体系"阴阳五行"衔接上了，从而构建了以气本论为体的中药哲学、中药药理学，并把医药融为一个完整的体系。因为就中医药而言，其治疗的原理有三：其一，人体的基本病理。中医认为生理状态是阴阳平衡，病理状态是阴阳失衡，也就是阴阳之偏，所谓"阴平阳秘，精神乃治；阴阳离决，精气乃绝"，说的就是这个意思。其二，药物的基本药理。中医认为药是有偏性的，因为有偏性才称之为药，吴鞠通说："凡药有独异之形，独异之性，得独异之名者，必有独异之功能，亦必有独异之偏胜也。"其三，中药治疗人体之病的基本原理。因为人体的病是阴阳之偏，药物有阴阳之偏性，那么，就可以用药物的偏性来纠正人体之偏。吴鞠通说："用药治病者，用偏以矫其偏。以药之偏胜太过，故有宜用，有宜避者，合病情者用之，不合者避之而已。"近代医家陆晋笙也有类似的论述："天地间金石草木鸟兽鱼虫，亦得四时阴阳之气以生，惟皆偏而不纯，故取以为药，乃偏以治偏之法。以寒气之药化病气之热，以热气之药化病气之寒，是药之所以能治病者，其原理本乎四时阴阳而来，乃贯彻天人一致之学。"也就是说，植物、动物等之所以能入药治人之病，核心的原理是"以偏治偏""贯彻天人一致之学"。李时珍用气本论将主体的人与客体的药"一以贯之"，从而奠定了传统中药药理学——法象药理学的哲学基础。也正是从这个角度，我们认为气本论构成了法象药理学的"体"。

李时珍在构建、充实法象药理的同时，也重视实验药理。从哲学上看，其可溯源至东汉王充"重效验"的思想，但直接的哲学渊源则是张载、王廷相的认识论。宋明时期，围绕着知识的来源和知行关系的问题，朱熹的理学、王阳明的心学、张载的气学各执一词，有过激烈的论战。张载认为："人谓己有知，由耳目有受也。人之有受，由内外之合也。"即有客观之物质才有主观之感觉，格"物"而后有"知"，强调了"知"是内外之合。王廷相认为："事物之实核于见，信传闻者惑；事理之精契于思，凭记问者粗；事机之妙得于行，徒讲说者浅。"提出了见、思、行相联系的认识发展公式。李时珍在三家学说中，显然更多汲取了张载、王廷相的思想营养。因为对于医药学家而言，他们固然会学习、借鉴、吸收各种哲学思潮，各种哲学思潮也不可避免地会对医药学家产生影响，但医药学家毕竟是"司命之师"，时刻面对性命攸关的问题，他们不能不务实地对待医药学研究，从而自觉规避了一些唯心的、想当然的东西。因为"哲医"和单纯的哲学家、思想家不同，现实要求医药学家要重视效验，这就使得如李时珍这样的医药学家，不管借助什么哲学思想构建自己的医药学体系，都会重效验，让自己的理论在实践中得到检验。这个重效验的过程，也就成为自我纠错的过程；这个重效验的机制，也就成为自我纠错的机制。李时珍《本草纲目》中存在法象药理学、实验药理学的互相矛盾之处，在很多古医药学家身上都有类似情况，在中医古籍中也非常普遍，这些都说明了重效验是中医药非常重要的一个哲学思想，是中医药的一个基础，实在不能轻忽。

中国哲学"重效验"的哲学思想对中医药学的影响根深蒂固、源远流长，但长期以来学界缺乏深入研究，而多在一些玄学上下功夫。就像对《本草纲目》中药哲学思想的认识，大多注重研究其法象药理，对其实验药理却忽略了。这样的研究取向并不全面，也难深刻。一个很简单的道理：中医中有一些靠纯理论推演出来的医理结论也好，药理结论也好，虽然是经不起推敲的，甚至是荒谬的，自己都不能自圆其说的，可是，它们在临床上有比较好的疗效，这是为什么？是什么修正了其理论的不足？为什么他们的理论和实践并非那么一致？在我们看来，正是由于中医药纯理论推演出来的结论，还要经历一个效验的过程，才能在实践中把一些糟粕过滤掉了。也正因为有这样一个"重效验"的哲学基础、哲学渊源，中医药才成为国粹，才更有价值。

第三节　老子与养生养性

老子（约前571—前471），春秋时期杰出的思想家，道教的创始人。老子著有《道德经》一书，亦称《老子五千言》。司马迁在《史记》中说："盖老子百有六十余岁，或言二百余岁，以其修道而养寿也。"这虽不免夸张，但老子长寿是可以肯定的。《道德经》一书五千言，然而其内容非常丰富，用现代学科划分，其中有哲学、社会政治、伦理、经济、美学、军事等内容。《道德经》中有养生思想也是不可否认的。

一、老子与养生之道

养生，在现代医学上讲，是养生之道和寿亲养老（老年保健）的总称。其偏于养生之道方面可称为养性、摄生、道生、卫生、保生等，其偏于老年保健方面的称为寿老、寿亲、养老、寿世等。前者是保全身体，后者是在此基础上对生命的延续和对生命质量的完善和提高。《庄子·养生主》篇中明确提出了"养生"的概念，如"缘督以为经，可以保身，可以全生，可以养亲，可以尽年"。并且在其他篇中也提出了其养生理论和方

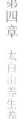

法，如"善养生者，若牧羊然，视其后者而鞭之"，"帝王之功，圣人之余事也，非所以完身养生也"等。他还提出具体的养生方法，在此不赘述。但实际上，养生思想在《道德经》就已奠定了基础并形成了完整的理论。《道德经》中的养生，偏重于养生之道，即"摄生"，是对生命的保全，对自身的养护。

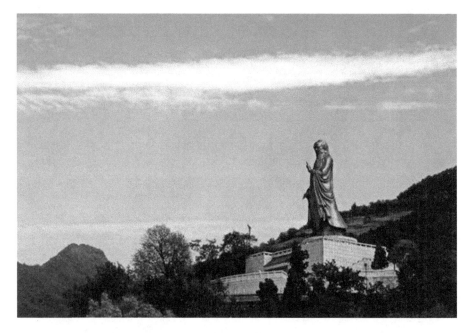

老子雕像

老子的"子"是对他的尊称，如孔子、庄子、孟子等，而"老"则因古时与其姓"李"同音，故称"老子"。老子在《道德经》中明确承认自己的思想与古代思想的继承关系。他说："执古之道以御今之有。能知古始，是谓道纪。"严复曾说："吾尝谓老子为柱下吏，又享高年。故其得道，全由历史之本。读执古、御今二语，益信。"养生之道古就有之，如彭祖的养生之道。再者，老子有条件继承和改造发展《诗》《书》《易》中的思想并用于养生。老子也会从时代出发来寻求保身之道。春秋战国时期，由于周天子已经没有能力维持整个国家的和平，于是诸侯常常发动战争，社会动荡，民不聊生，于己于社会该如何呢？老子明确指出："贵以身天下，若可寄天下；爱以身天下，若可托天下。"其认为安顿个人生命者才能安顿他人生命，保全自己的生命才可受托于天下。老子以他的经历和其哲学思想隐晦地在书中表达出他的养生思想。

老子是道家学派的创始人，老子以后的道家人物以及道教中的养生理论和方法，都可以在《道德经》中找到理论源头。这方面的书籍及学者的研究都可证明。老子的养生思想散见于《道德经》一书中，由体"道"这根主线把它们串联起来形成了养生理论。

二、老子的养生理论

老子养生理论的宗旨是"体道养性"。"道"是老子的根本哲学范畴。道是天地万物的创生者，具有永恒的生命力。在老子看来，任何具体的事物都不具有永恒性，只有这个超越于万物之上的创生本原即"道"才具有。只有侍奉"道"才能获得永恒，即如他所说"故从事于道者，同于道；同于道者，道亦乐得之"，如此才能达到"深根固柢长生久视"的境地。老子在对道的皈依中，感悟到道的永恒生命力。老子毕生执着追求道，用道来滋养自身，接受道的庇护。为此，按照道的属性，老子提出了随化自然、少私寡欲、守静致虚、谦德的养生理论。

（一）随化自然

养生，关键在于生死观。生，人都在感受着，为了明白生，就必然要理解死。老子对死亡抱自然态度。他认为，出生入死，这一切不过是自然而然的变化。老子深感天地万物都有生死变化，明白"飘风不终朝，骤雨不终日"的规律，进而感叹："天地尚不能久，而况于人乎？"人的生死服从自然界本身的法则。老子的死亡观是正确的，马克思曾说："死似乎是人类对特定的个体的残酷无情的胜利，并且似乎是同他们的统一相矛盾的。"可见，老子"以天地万物自然变化的普遍规律削平由人的死亡意识造成的生死反让人们像万物一样顺从地接受自身必然的变化"。当然，老子还提出了"不朽观"，即"死而不亡者寿"。这与死自然并不矛盾。道是不死的，从道方面看待自身的不死，是精神意义上的不死，不是肉体上的不死。

由此老子提出的养生之方是随化自然。老子极力主张"人法地，地法天，天法道，道法自然"，因自然是道的属性。老子已经明白，生死是自然的，排斥死片面追求生是无用的。他说道："生之徒，十有三；死之徒，十有三。人之生，动之死地，亦十有三。夫何故？以其生生之厚。"老子把死的原因归为"生生之厚"，就是不忘记自身的存在，有延续生命的强烈愿望和自觉行动，对生命看得过重，反倒危害了生命。

老子反对厚生、贵生，认为必须将死的变化纳入"万物将自化"规律中，才能解决死的危机，即"夫唯无以生为者，是贤于贵生"。如何"无以生"呢？老子说："吾所以有大患者，为吾有身。及吾无身，吾有何患？"其意为人的忧患根源在于身体。老子以有身为患，旨不在消灭人的肉体，而是要求人对自身的存在毫不介意，不去虑念它。与"生生之厚"不同，老子认为要通过忘身而保全它，即"后其身而身先，外其身而身存"。后其身、外其身就是"不自生"。"不自生"，即"不自益其生"。所谓"自益其生"，指的是人为地用丰厚的物质营养去延续自己的生命，维系生命机体的生存。老子的"忘身"，所要求达到的境界是"和其光，同其尘"。可见，老子主张以无生养生，忘身以达存身。

(二) 少私寡欲

老子的养生秘诀是少私寡欲，只从形体方面养生是不够的，还必须从精神和情欲上修养。《道德经》中对社会上的奢靡风气进行抨击，对贪得无厌的聚敛行为深恶痛绝。他写道："朝甚除，田甚芜，仓甚虚。服文彩，带利剑，厌饮食，财货有余，是谓盗夸，盗夸，非道也哉。"同样，老子把对社会的理论用于个体养生上，认为纵欲是对生命的危害。他指出："五色令人目盲，五音令人耳聋，五味令人口爽，驰骋畋猎，令人心发狂，难得之货，令人行妨。"还反复指出："甚爱必大费，多藏必厚之。"老子认为，人若落入感官的混乱状态和享乐状态，外物反过来会压迫和摧残人，将导致对生命的危害。这也就是人被物异化的思想。

老子劝人清心寡欲。他认为欲望（无论是物质享受还是精神享受）充盈，就耗费了精神精力，心灵储藏过多，大部分天性就沦丧，这样离道就愈远，愈难追求养生。因此老子提出"虚其心，实其腹"的主张，以腹养心，以实其虚。老子要求摒弃物欲贪嗜的畸形生活而坚持饱腹强身、节欲清心的正常生活。以现代的眼光看，老子有禁欲的倾向，但并非是完全反对物欲文明而过苦行僧的生活，只是要求适度的物欲满足。

老子认为要少私寡欲就要保持知足心理。知足是道的本性，追求道就要知足，知足才可以保生。老子多次指出"知足不辱，知止不殆"，"知足之足，常足矣"，并认为"知足者富"。知足的行为表现就是"甘其食，美其服，安其居，乐其俗"。若不知足，则"金玉满堂，莫之能守，富贵而骄，自遗其咎"。可见，老子要求以自身为满足，正常的生活不是疯狂地向外索取，而是自以为足。把长寿视为人生自我知足的结果，这也是我们所说的"知足常乐"。

老子推崇少私寡欲，要求知足，内在地要求人们崇简节约。老子把"简"视为他的三宝之一，"简故能广"。俭约不单是对财物的珍惜即抑奢少费，还是对精神的爱惜、珍惜，即啬神节欲。老子说："治人事天，莫若啬。夫唯啬，是谓早服。""早服"即预先保养。啬就是俭约，指爱养精神，制约人欲，而不耗散人的神智，不放纵欲望。

（三）守静

老子的守静理论作为人生哲学提出，其主旨是保持心灵的自然纯真。守静着眼于精神而非肉体。老子运用于养生理论即为"虚静"，恬淡修养，是"服啬抱一"的体道养生方式。老子以守静为自己的宗旨，明确地提出"静为躁君""清静为天下正"。要以静制动，一切都归于清静。《道德经》指出："夫物芸芸，各复归其根；归根曰静，是谓复命。"其把静寂不仅看成是一种状态，还视为各种运动的共同趋向。意思为世界产生于静寂，又归于静寂，生于静寂，死也归于静寂。《道德经》指出："致虚极，守静笃，万物齐作，要以观复。"只有心灵静寂，才能洞察事物的本质规律，洞察到万物的生长和死亡这一生生不息的宇宙奥秘。用于养生，乃告诉我们要保持天性的守静，身心圆融于道境，就可以长生久视。老子强调守静的目的是保持身体和精神合一。

老子强调守静养生,其主张"塞其兑,闭其门,终身不勤"。"不出户,……不窥牖……其出愈远,其知愈少。"实际上,老子强调心灵虚静,神不外骛,不依赖感官,使自身处于无思无欲的状态,从而保全受之于天的自然本性,可节省精力而养生,否则,"开其兑,济其事,终身不救"。老子守静所要求的最佳状态是"婴儿",要求"复归于婴儿"。他反问道:"专气致柔,能如婴儿乎?"老子把重返静寂看作体道归真。《道德经》云:"众人熙熙,如享太牢,如登春台,我独泊兮其未兆,如婴儿之未孩。"意为别人纵乐,而他自己心境恬静,思清意定,不为所动,就好像婴儿在母体怀抱中,无思无欲,天真无邪,独善其身。老子认为唯有在"道"中性命可全。

(四) 谦德积善

老子养生之道除了肉体精神和心理自我调适之外,还要求注重人在社会上的融洽,特别重视人生的充实和提高,讲究谦德和积善成德。

老子认为道具有谦德,道是"万物恃之而生",但道能"生而不有,为而不恃,功成而不居","功成不名有,衣养万物而不为主"。功成不居,具有谦德的人才是真正的行道者。谦德,在老子那里的体现就是柔弱、不争和善下。"老子贵柔",老子主张"弱者道之用"。弱合乎道性,道以柔弱的形式显现,刚强以柔弱为根本。老子书中有大量"不争"思想。老子云:"人之道,为而不争。"老子说:"我有三宝……三曰不敢为天下先。……不敢为天下先,故能成器长。……舍后且先,死矣!"老子根据"贵以贱为本,高以下为基"的道理,劝诫人们要善下。

老子认为谦德有利于养生在于它是道的本性,人若具有谦德,就会有道一样的涵容性和忍耐力。《道德经》说:"弱之胜强,柔之胜刚,天下莫不知,莫能行。"又说:"江海所以能为百谷王者,以其善下也,故能为百谷王。"谦德使人像空谷大海一样能接纳万物,能承受耻辱和厄运等,最后达到"宠辱不惊""宠为下"的境地。并且老子认为人具有谦德,反而会得到"夫唯不争,故无尤"和"夫唯不争,故天下莫能与之争"

的结果。

老子从盈必亏，盛必衰的辩证角度，论证谦德的合理性，"持而盈之，不如其已。揣而锐之，不可常保"。老子劝告人们采取谦下态度，这是以弱者姿态与社会保持协调。全身不仅要顺和社会，与他人谦下相处，要使养生达到更高的层次，还要对社会和他人行善。在老子看来，长生之本，唯善为基。老子看到"道者，万物之奥，善人之宝，不善人之所保。美言可以市尊，行可以加人。人之不善，何弃之有？故立天子，置三公，虽有拱璧，以先驷马，不如坐进此道。古之所以贵此道者何？不曰求以得，有罪以免耶，故为天下贵"。因"天道无亲，常与善人"，所以人们要以善为本。由此，老子从"既以为人己愈有，既以与人己愈多"得出要善待一切人，他的原话是："善者吾善之，不善者吾亦善之，得善；信者吾信之，不信者吾亦信之，得信。"又有："善人者，不善人之师；不善人者，善人之资。"其主张行善要"无弃人"，体道于德的人的行为是"执左契而不责于人"。老子还主张助人为乐，尊老爱幼。"老吾老，以及人之老；幼吾幼，以及人之幼。"先人后己的行善行为是充实自己的生命、拓宽自己的有效途径。《道德经》下篇就是讲"德经"，可见老子眼中的德与善是何等重要。

总而言之，老子按照道的属性，以"体道养生"为宗旨提出了许多养生的理论原则，形成了完整的养生理论。老子要求随化自然即通过"忘身"来实现对身体保全，要求少私寡欲来保持精神上的自由，在此基础上又通过"守静"来使身心达到统一或圆融于道境。老子还要求在与他人和社会互动中具有谦德，并主动行善。如此，老子的养生原则在人与自然、人的身体与精神、人与社会方面达到了统一，将生理、心理、社会三者联系起来，形成了其养生理论。老子的养生之道是以"体道"为基础，同时，养生又是为了更好地"体道"。在老子看来，在他那个复杂动荡的社会里，肉体保全、精神自由、心灵平静，这是体道得道的前提条件，没有肉体，身心不健全，就不能实现对大道的体认。所以，《道德经》是以"体道"为宗旨形成了完整的养生理论。

三、老子养生理论的现代意义

老子的养生理论在历史上有着重要的价值，以后的道家和道教的养生理论和方法在不同程度上都对此进行继承和发展。老子的养生理论虽探讨的不是医疗保健问题，但却和中医有许多相通的地方。老子反对纵欲的思想，当时医学也提出纵欲对身体的危害。《素问·上古天真论》说："今时之人不然也，以酒为浆，以妄为常，醉以入房，以欲竭其精，以耗散其真，不知持满，不时御神，务快其心，逆于生死，起居无节，故半百而衰也。"老子主张"虚其心，实其腹"，当时医学理论认为人的五脏化生喜、怒、悲、忧、惧五气，六腑是储藏食物以养五气，以实养虚，以六腑养五脏，这对人的生理机制调节与医学一致。老子的养生理论还影响传统医学，如"守静"理论，中医一直强调静养。守静最终目的并不在于调节形体，却有健身的效果。守静学说成为古代中医理论的基础，病以静养是中医传统疗法。

老子的养生理论在现代具有更重要的意义。老子的养生原则在今天不仅仅是"摄生"，而且对人们的医疗保健及修身养性仍有重要的借鉴和改造研究的意义。老子提倡的少私寡欲，是许多人长寿养生的秘诀。老子的守静要求达到的境界是婴儿状态，认为婴儿生命力最强，这是有合理性的。举例来说，1985 年 9 月 19 日，墨西哥城发生强烈的地震。灾难 10 天后，从城内瓦砾堆中找到幸存的新生儿。尽管婴儿骨头被折断，肾脏功能不全，但还活着，因他们的心脏还在跳动。纽约病疗中心专家解释这奇怪的生命之谜，除了他们处于低温状态下可分解脂肪获取储存的能量来延续生命外，继续生存最重要的原因就是婴儿认识不到自己有生命危险，没有强烈保生和活下去的愿望。这个事例是对老子的养生之道一个强有力的科学证明，静思冥想的养生之道也被提到科学研究的日程上来了。

老子注重个体生命的保全，也重视道德与养生的关系。现代心理学和医学都注意到两者的关系。如老子的不争思想，陈鼓应评价道："老子的不争，并不是一种自我放弃……乃是为了消除人类社会不平的争端而提出的。……主要目的乃在于消除人类的占有冲动。"谦下宽容是维持人际关系和谐与社会稳定的前提，是道德修养与教养的重要标志。尤其是老子提出的要积善的行为，不仅有助于个体的心理和身体的健康，而且是一种对社会和社会全体人的关怀。他的养生理论是普及所有的人，在人与人之间行善，形成社会的"爱"的艺术。可见，遵循老子的养生理论，对于精神文明建设具有非常良好的作用。

老子养生推崇人合乎自然，当然要求人与自然、环境融洽相处。1991年11月在日本东京召开的第13届国际自然医学会议上，我国广西的巴马（瑶族自治县）被正式确定为世界第五个长寿之乡。研究表明，此地长寿因素之一是四季常青，空气清新，风景宜人的自然环境。长期以来，人们在"人是天下最贵者"，人是宇宙的统治者的"人类中心主义"观念下，对大自然进行无情的掠夺和残酷的破坏，出现了许多生态危机和自然灾害，人在与大自然做斗争，要如何争取生存之道呢？重读老子的养生理论也许对我们有重大启示。老子要求人与自然统一的养生之道对生态自然保护有重要意义。

重提老子的养生理论，当然不是提倡"回到老庄"。老子养生理论不免包含了一些消极因素，如片面强调个体对外物自然的适应，过分要求心灵的静寂等，否定人们对物质欲望的主动追求。老子养生最终目的是体道，而道是不可言说、神秘玄妙的，这无疑让后人产生误解，如老子的"长生久视"被道教认为是"长生不死"。所以，老子的养生理论作为传统文化的一部分，我们应该取其精华，去其糟粕。

四、老子的养生方法

老子养生哲学对中国传统的宗教养生文化的影响是深刻的。如道教本身就是在道家思想的基础上形成的，与佛教和基督教比较，道教最明显的特征在于它不修来世而修今世，不求精神解脱而求生命长存。佛教主张以牺牲个体生命的幸福，来追求虚无缥缈的彼岸世界的所谓绝对精神，从而成佛；基督教则以今生的博爱普济、行善施惠而求得死后升入天堂；而道教却以现实的长生不死、羽化登仙为其根本信仰和终极追求，是一种以宗教形式出现的养生文化。道教这种修今世，求永生的宗教信仰与道家追求"长生久视"的养生目标是一脉相承的。《道德经》虽不是一部养生书，但是包含着丰富的养生思想，提出了养生学的基本原则和一些具体的养生方法。而在有关养生的理论、原则和方法研究的基础上所形成的养生论，对于中国后世养生学产生了深远的影响。

老子提出了多种形式的养生方法。"道法自然"是养生的根本原则。老子根据这一原则，又提出了一系列修身养性以达到健康长寿的具体的养生方法，如"抱一"养生，以"啬"养生，以"静"养生，"守柔"养生，"寡欲"养生，避害养生等，为后世养生学家所强调和重视。下面仅以"抱一"养生，以"啬"养生，以"静"养生，"守柔"养生为例加以说明。

（一）"抱一"养生

《道德经》中的"一"常常指"道"，如老子说："道生一，一生二，二生三，三生万物。"又如："万物得一以生。是以圣人抱一为天下式。"道是万物的元始，生命的根本，因此，人和万物得道则生，失道则亡。关于"一"，王弼注："人之真也。"从养生的角度看，这里的"一"可理解为元气。只有抱一，守住元气，才能健康长寿。后世养生家视元气为"一"，称守元气为"守一"。如收入《云笈七签》中的《元气论》认为："夫自然本一，大道本一，元气本一。一者，真正至元纯阳一气，与太无合体，与大道同心，自然同性。人与物类，皆禀一元之气而成。生、成、长、养，最尊最贵者，莫过于人之气也。"显然，此处是把元气看成生命之根，所以主张人要获得长久之寿，应当"清静守一""抱一守虚"。道教的修炼养生术也强调"守一"的养生方法。《太平经·令人寿治平法》说："三气共一为神根也。一为精，一为神，一为气，此三者共一位也……故人欲寿者，乃当爱气尊神重精也。"这就是说人常使精、气、神三者合一，便能延年益寿。传统养生文化也正是在此观念影响下，才逐步形成了"形神兼养、养神为先"的特色。这里所谓守一，也就是守住精神不走失。总之，道教的守一术，或言"守气""守神"，或言"守精气神"，其仍然是老子"抱一"思想的继承和发展。

（二）以"啬"养生

《道德经》第五十九章中提出了以"啬"养生的方法："治人事天莫若啬。夫唯啬，是谓早服。早服谓之重积德。重积德，则无不克。无不克，则莫知其极。莫知其极，可以有国。有国之母，可以长久。是谓深根固柢、长生久视。"这里"啬"的概念并非是吝啬，其内涵是爱惜、积蓄、节约。老子善于将治国之道与养生之道融为一体。治理国家要多藏俭用，养生亦应"培蓄能量，厚藏根基，充实生命力"，而不要浪费精神。养生以"啬"，就可以使生命的根基厚实，从而达到健康长寿的目的。老子的以俭啬为"深根固柢，长生久视之道"的养生方法，被后世养生学家奉为养生的圭臬。他们吸收了老子以"啬"为本的思想，讲求从根本上修身养性，并形成了以气为本、以神为本、以精为本、以形为本和以精气神或形气神综合为本的诸种观点，相应地也产生了以养气、养神、养精、养形，及以精气神或形气神综合保养为主旨的诸种养生学派。

（三）以"静"养生

《老子》第十六章中提出了养静的原则："致虚极，守静笃。万物并作，吾以观复。夫物芸芸，各复归其根。归根曰静，是谓复命。复命曰常，知常曰明。不知常，妄作凶。"在老子看来，万物的生命都始于虚静而又归于虚静。因此，生命是以静态为根基的，所以修身养性应当恢复到生命的静根，才是合于常道。为此，老子提出了以静养生的方法，即虚极静笃的摄生养神的妙方。老子以静养生的思想对后世养生学家产生了广泛影响。《素问·上古天真论》曾明确提出"恬淡虚无，真气从之，精神内守，病安从来"的养生主张。《管子》也有气动而制于静的养生思想："阴则能制于阳矣，静则能制于动矣。"《淮南子》与《道德经》《管子》都认为"人生而静，天之性也"。"夫精神气志者静而日充者以壮，躁而日耗者以老。"诸葛亮强调："学须静也，才须学也；非学无以广才，非志无以成学。"就是说，立志于学、静心求学是手段和过程；养成学问、增长才干才是目的。明代养生学家万全著的《养生四要》引广成子的话说："必静必清，无劳汝形，无摇汝精，乃可长生。"宁静的心灵可以沉淀生活中的纷杂和浮躁，过滤人生中的浅薄和粗俗。这些论述表明以静养生已成为养生学家所共同强调的养生方法，而这一方法的理论基础就是老子的养静论。

（四）"守柔"养生

《道德经》第十章中说："专气致柔，能婴儿乎?""专"即"抟"，"专气"即"抟气"，这是一种炼气法，"抟气致柔"指的是炼气的功夫。这里，老子以设问形式说明修养生之道应当抟聚精气，使生命体如婴儿般柔和。婴儿是人之初生，虽然柔弱，但却生气勃勃，生机无限。因此，保持婴儿的柔和状态而不自恃刚强，这就是老子守柔养生的原则和方法。从养生的角度看，老子所主张的"守柔曰强""柔弱胜刚强"，是说修养生之道应守住柔弱，才能保持旺盛的生命力，这才是真正的刚强。如果不懂得这些道理，恃强好胜，就违背自然之道，因此会早早衰老死亡。这就是老子所说的"坚强者死之徒"。后世养生学家在精神修养、体育锻炼、药食护身、房中卫生、气功炼养等方面提倡柔和、适中，反对强硬、过分，体现的就是守柔的思想。

总之，《道德经》中蕴含着丰富的养生内容，老子所提出的道法自然的养生原则，冲气以为和的养生目标，以及"抱一"养生、以"啬"养生、以"静"养生、"守柔"养生等一系列养生方法，形成了比较系统的养生论。老子所提出的养生原则和养生方法均为后世的养生学家所遵循，并成为他们建构养生理论和方法的依据。所以，从一定的意义上说，老子的养生学奠定了传统养生文化的基础。

参考文献

1.燕强.性情与养生［J］.长春中医药大学学报,2009,25(3):425-426.

2.乔晶.孟子"存心养性"的养生哲学观［J］.岱宗学刊,2011,15(4):6-7.

3.任娟莉.太白草药医学的历史文化价值［J］.陕西中医,2013,34(7):935-937.

4.孙永艳.道教自然养生观浅论［J］.社科纵横,2011,26(12):112-113.

5.温长路.道教与中医养生观之滥觞与比较［J］.光明中医,2012,27(2):201-203.

6.陈昱,任秀琪.论佛教文化中的养生思想与修行方式［J］.西安文理学院学报(社会科学版),2012,15(5):32-35.

7.冀晓斌,刘勇.终南山佛教的养生思想及其现代价值［J］.山西农经,2016(11):95.

8.辛宝.佛教养生对孙思邈养生理论和方法的影响初探［J］.陕西中医,2012,33(9):1190-1192.

9.刘纪兴,贾海燕.论孔子健身养生思想［J］.军事体育进修学院学报,2005,24(4):1-4.

10.任颖卮.孟子"存心养性"的修养论［J］.管子学刊,2008(3):34-37.

11.余飞雨.论老子的养生之道［J］.辽宁医学院学报(社会科学版),2011,9(1):57-59.

参考文献

12.万建平.老子的养生方法［J］.基础教育，2002，17（4）:242-244.

13.曹德本.中国传统修身文化研究［J］.清华大学学报（哲学社会科学版），2004，19（5）:17-23.

14.杨亚利.论张载的"天人合一"思想［J］.理论学刊，2007（4）:58-61.

15.程雅君，程雅群.《本草纲目》药理学的哲学渊源［J］.中国哲学，2015（9）: 38-40.

16.张巧霞.二程理学的基本观点在中医学中的体现［J］.河北大学学报（哲学社会科学版），2011，36（5）: 136-141.

17.白显鹏.论中国古代"天人合一"观念的发展演变［J］.内蒙古民族大学学报（社会科学版），2011，35（6）: 47-50.

18.曾振宇.张载气论哲学论纲［J］.山东大学学报（哲学社会科学版），2001（2）:21-27.

19.贺文华.论宋明理学之"气本论"哲学思想——兼评横渠之学与文化软实力之提升路径［J］.海南大学学报（人文社会科学版），2016，34（5）:70-75.

20.姜国柱.张载思想的基本内容和主要特征［J］.咸阳师范专科学校学报，1999，14（4）:3-9.

21.孙晓生.温泉养生及其现代研究［J］.新中医，2011，43（12）: 103-105.

22.王丹文，徐桂华，王会梅.传统中医运动养生研究评述［J］.河南中医学院学报，2008，23（3）:73-76.

23.华定存.中国食疗养生观念研究［J］.新疆职业大学学报，2016，24（3）:5-7.

跋

　　秦岭是我国内陆极具特色的一条山脉，东西绵延1500多千米，横贯陕西全境，与淮河共同将中国分割为"南方"与"北方"，同时它还是长江黄河两大水系的分界线。秦岭丰富的水资源滋养了万物生灵，南北气候因为它的存在有了明显差异，形成了南北物种的万千特色。

　　太白山是秦岭的主峰，登上太白山更能领略秦岭的无限风光。当代人对太白山的认识和研究，涉及自然地理、历史人文等诸多方面。其中有现代科学已经完全认识和掌握的，也有尚未完全认识和掌握的，更有至今还无法用科学常识解释的所谓的神秘自然现象以及其所蕴含着的深奥的大道哲理。关于太白山的历史文字记载，今天能看到的最早的当数《诗经》和《尚书》，后来的《山海经》《水经注》等典籍及诗词歌赋都有不少关于太白山的内容。在这些相关的文字记载中，太白山曾有不同的称呼，如"南山""终南山""惇物山""太乙山""首阳山""岐阳山""武功山"等，汉代以后才统一称为"太白山"。太白山这些名称流传到今天发生了很大的变化。故称中的"终南山"并不等同于现在西安市南的终南山，"武功"也并非现在的武功县，在阅读文章时需要加以注意。随着时代的发展和科技的进步，关于太白山的文学创作、科学研究的成果在不断丰富，但它们都散落在浩如烟海的历史文化书籍和相关学者的作品中。要想系统地、科学地了解太白山，了解太白山的研究成果，就需要挖掘、搜集、整理这

跋

些资料，并以科学的、系统的方式进行梳理和呈现。

太白山是一座资源宝库。太白山资源的多样性、丰富性世所罕有。太白山是秦岭生态文化的原始底本，是陕西省最大的原始森林。据陕西2007~2010年森林资源调查资料显示，太白山现有森林覆盖率高达83.5%，植物有2594种，其中重点保护植物77种；野生动物有2554种，其中重点保护动物63种。太白山草医草药独成体系，天然中草药材1415种，疗效奇特，是我国传统医药文化的重要遗产之一。太白山水资源丰富，地下热水藏量大，且富含20多种对人体有益的矿物质和微量元素，具有很高的医疗养生价值。太白山还保留有第四纪冰川的地质奇观，如高山区的石海、石阵、石环，高山湖泊、高山湿地等，都具有很高的科研价值。

从历史人文资源方面看，太白山是一座承载着悠久历史的文化之山。太白山为人类生存提供了足够的物质和能量，至今仍然保留有大量珍贵的遗迹与美丽的传说，见证和记录了文学艺术、民俗风情、宗教文化的重大的历史事件和重要成果，成就了一代又一代时势英才和圣人贤士。

丰富的自然资源和历史文化资源，共同构成了太白山独具魅力的文化。但我们对太白山价值的真正挖掘和开发，始于19世纪80年代。太白山森林资源的开发和太白山森林公园的建立，一举改变了林业职工捧着金饭碗讨饭吃的困境。1991年，时任中共中央政治局常委、中央书记处书记的李瑞环视察建设初期起步的太白山国家森林公园时，对太白山的旅游资源开发建设工作给予了很高的评价："在我国长江以北，气势如此之大，景色如此之美，科学价值如此之高，离大城市如此之近的自然景观实属罕见，很有进一步研究开发的价值。"1992年5月，太白山国家森林公园正式开园。从此，旅游业成为太白山发展的支柱产业之一。1999年，太白山国家森林公园被原国家旅游局评为AAAA级景区。

太白山是一座文化大山，是历代文人墨客创作的绝佳题材，是历代思想家仰观俯察天地、思考人生宇宙的重要场所。因此产生了大量与太白山息息相关的文学作品和哲学巨著，其或为经为典、为文为论、为诗为词、为歌为赋，其气魄之雄浑、想象之烂漫、哲理之深刻。从周到唐末，太白山作为京畿之地的屏障，护卫着中华民族的核心腹地，见证了王朝的变迁。此外，太白山风景极佳，在汉唐时"太白积雪六月天"已作为长安八景之一而被广为传颂。

2012年以来，眉县县委县政府动员全县人民，吹响了太白山旅游事业二次创业的号角，提出"山水眉县，创意田园"的发展目标，要把全县863平方千米纳入太白山旅游开发的整体构思中，将山水景观、田园风光和美丽乡村相结合。经过四年时间的奋斗，太白山在AAAA级的基础上被评为AAAAA级旅游景区。最为可贵的是在抓基础项目、景点建设的同时，眉县人还不忘抓好太白山文化建设，大力展开对太白山文化资源的挖掘研究、整理工作，推出一系列旅游文化产品。"太白山丛书"就是文化建设中的一个重要项目。通过这套丛书的编写，把大量分散的关于太白山文化的资料和研究成果集结起来，推陈出新，出版符合当下社会发展、读者需要的文化产品，以便各界人士和广大游客了解太白山，同时为后人进一步研究太白山奠定基础。在内容方面，我们努力做到科学性、知识性、趣味性和广泛性的相统一，做到雅俗共赏。

"太白山丛书"共12本，包括《奇峰秀水》《草医草药》《民俗风情》《野生动物植物》《小说散文精选》《诗联歌赋精选》《名人游踪》《宗教文化考略》《登山：穿越与探险》《红河谷》《养生养性》《书画作品精选》。随着今后研究工作的继续开展，会不断推出新的作品以飨游客。

"太白山丛书"自2014年上半年启动编写工作以来，团队同人王改民、李继武、何晓光、廉金贤、王新秦、穆毅、王相东、李明绪、刘启云、杨虎平、严文团、胡云波、魏博文、王小梅、王昭等，在繁忙的本职工作之余，

跋

呕心沥血,不辞劳苦地进行编写工作,其精神可嘉。他们都是出生、成长和生活在太白山下,并长期参与太白山文化研究,对太白山有着非常深厚的感情。多数同志都有关于太白山的文学作品或专业著作,具有较扎实的知识储备和丰富的亲身经历。大家怀着"为父母写"和"写父母"的情怀投入到工作中来,令人感动。

中共眉县县委、眉县政府、太白山旅游区管委会的主要领导李智远、王宁岗、武勇超、刘志生、叶盛强、韩斌成、陈小平、曹乃平、张军辉、段朝选、雷利利、职亮、康振峰、张彦勤等对本丛书编写工作给予了高度重视和支持。著名作家贾平凹先生、冯积岐先生等一大批文化艺术界人士为"太白山丛书"的编纂出版提供了有力的指导和支持,并贡献了他们的宝贵作品。陕西太白文艺出版社的党靖先生、强紫芳女士及其团队为丛书出版一丝不苟的工作态度令人钦佩。太白山摄影家协会、太白山书画家协会和眉县老年书画学会为本丛书编写提供了珍贵资料及指导意见。陕西沁心园公司董事长王保仓先生也为我们的编写工作提供了诸多便利。在此对以上诸位领导、同人、朋友一并表示衷心的谢意。

最后,要特别致谢中共陕西省委原书记、太白山文化研究会名誉会长张勃兴同志,宝鸡市政府原市长、太白山文化研究会会长李均同志。20多年来,太白山旅游事业从起根发苗到今天国家的 AAAAA 级著名旅游度假区,离不开两位老领导的高度关注和精心指导。"太白山丛书"的编纂工作也得到了他们的亲切关心和指导,张勃兴同志不仅为丛书写序,还提供了自己的诗赋书画作品。

由于我们水平和经验有限,疏漏之处在所难免,欢迎读者批评指正。

卢文远

2019 年 9 月　于眉县金桂苑